みるく世《ゆ》向《ん》かてぃ

差別に屈しない

ハンセン病市民学会年報2019 ……………………………………目次

言葉で「差別のない平和で豊かな世界に向かって」という意味です。

巻頭言

ハンセン病と新型コロナ感染症

和泉　眞藏

コロナ禍が二年数カ月も続いています。会員の皆様、いかがお過ごしでしょうか。

二〇一九年秋、中国の武漢の医師がこれまで見たことがない「非定型性肺炎」の発生に気付いたのが全ての始まりでした。当初中国政府は、報告した医師をデマを流して民衆の不安を煽ったとして処罰しましたが、すぐにこの病気は新型のコロナウイルスの感染による新しい肺炎であることが明らかになり、WHOによって病気はCOVID-19（新型コロナウイルス感染症）、病原体はSARS-CoV-2と命名されました。そしてこの感染症は、驚異的な速さで世界に拡散し、人類の誰もが感染の危険に晒されるパンデミックを引き起こし、変異株の出現なども手伝って、収束が見通せない状態が続いています。今回のパンデミックは、一九一八年から三年間流行した「スペイン風邪」に匹敵する百年に一度の大流行です。

ところで、私たちが感染症に対して正しく対処するために最も大切なことは何でしょうか。それは言うまでもなく病気についての科学的に正しい知識と基本的人権の尊重です。そのいずれを欠いても、人類は感染症と正しく闘えません。

感染症の中には、流行の条件が整うと広く蔓延するものがあり「疫病」と呼ばれますが、わが国には、国民を疫病から守るための法律として「感染症の予防及び感染症の患者に対する医療に関する法律」（「感染症法」）があり、その前文には「我が国においては、過去にハンセン病、後天性免疫不全症候群等の感染症の患者等に対するいわれのない差別や偏見が存在したという事実を重く受け止め、これらを教訓として今後に生かすことが必要である。」と述べ、国民の責務として第四条で「国民は、感染症に関する正しい知識を持ち、その予防に必要な注意を払うように努めるとともに、感染症の患者等の人権が損なわれることがないようにしなければならない」と規定しています。

それでは、科学的に正しい知識をどこから入手すれば良いのでしょうか。通常私たちは専門家に教えを請いますが、専門家や専門家を自認する人が常に正しい考えを持っているわけではありませんから、私たちにはその誤りを見抜く賢さが求められます。その実例をCOVID-19についての言説から検証してみましょう。

COVID-19がどのような感染症かについて、この病気はコロナウイルスの感染症であり、コロナウイルスは通常の風邪を引き起こすこともあるウイルスだから、特別な対策を必要とする感染症ではない、と全国ネットのテレビで主張する自称「感染症疫学の専門家」がおり、それを持ち上げる医学には全く素人の某有名国立大学の教授がいます。国民を惑わすこの言説はどこが間違っているのでしょうか。

ヒトに感染するコロナウイルスには、日常的に感染して風邪を引き起こす四種のHCoVと、重症急性呼吸器症候群を起こすSARS-CoV及び中東呼吸器症候群を起こすMERS-CoV、さらに今回新しく加わったCOVID-19を引き起こすSARS-CoV-2があります。SARSについてはご記憶の会員も多いと思いますが、二〇〇二年一一月から二〇一三年七月まで蔓延し、致命率九・六%に当たる七七五人の死者を含む八〇九六人の患者を出して終息した重症の肺炎です。今回のパンデミックを起こしたウイルスは、名前からも分かる通り、SARS-CoVの仲間でHCoVではないのです。SARS-CoV-2もいずれ病原性が弱まり、COVID-19もいずれ風邪のようになると予想する専門家がいますが、何の科学的根拠もありません。

ところで、ハンセン病についての私たちの医学的認識はどこまで科学に基づく批判に耐えられるのでしょうか。「ハンセン病は強烈な伝染性を持つ不治の病で、予防のためには隔離するしかない」と国民に信じ込ませようとした光田健輔らの絶対隔離論者は論外としても、化学療法中の患者の菌には感染力がないという科学的事実を根拠に、五〇年代に隔離政策を放棄した世界の潮流に逆らって、九六年まで四〇年以上隔離政策を続け、今日の悲劇的状態を作り出した戦後日本の専門家のハンセン病観に対して、私たちは正しい疾病観で対峙して来たでしょうか。

コロナ禍という甚大な損害と辛い経験をした私たちは、感染症の重要性を身に染みて自覚し、近い将来感染症に正しく対処する社会を構築するに違いありません。そのような社会では、ハンセン病に対する差別や偏見も解消に向かうと私は信じています。

ハンセン病市民学会は、そのような感染症に優しい社会実現のために大切な役割を果たす学会であってほしいと願っています。

「みるく世《ゆ》向《ん》かてぃ　差別に屈しない　ハンセン病市民学会年報二〇一九」は、二〇一九年五月一八日石垣市民会館、一九日宮古島市マティダ市民劇場、二〇日宮古南静園で開催された「第一五回ハンセン病市民学会交流集会 in 八重山・宮古」の内容を中心に編集いたしました。

八重山集会「闇ぬ世《ゆ》から太陽《てぃだ》ぬ世《ゆ》へ」

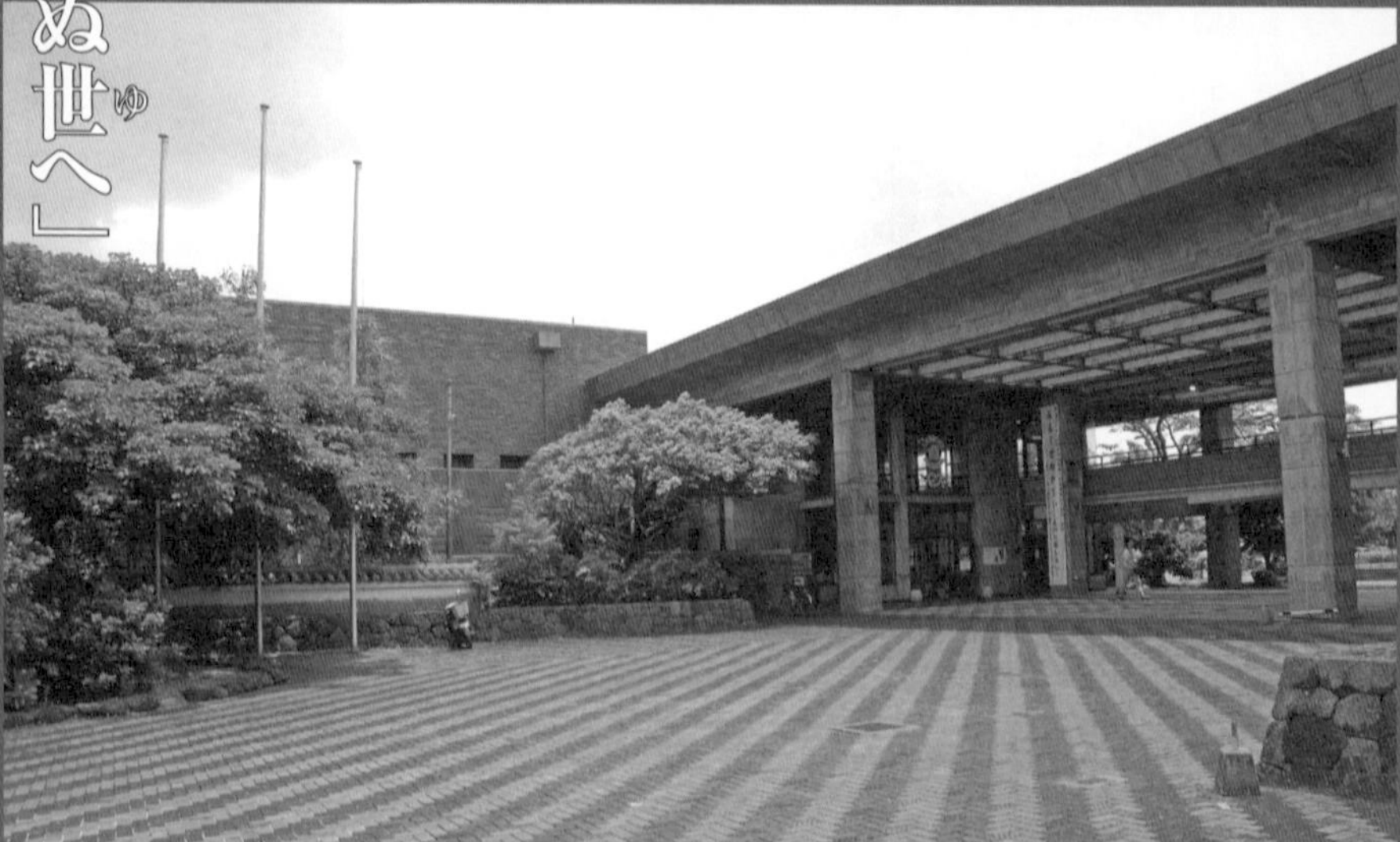

報告 家族訴訟裁判経過及び第二次訴訟について

徳田靖之
家族訴訟弁護団弁護士

みなさん、こんにちは。ご紹介いただきました家族訴訟弁護団の徳田です。現在、熊本地裁で行われている家族訴訟についてご報告をさせていただきます。

お手元の資料集の中に私が作成しました発言要旨というのが入っていますので、これをご覧いただきながらお聞きいただければと思っています。

家族訴訟というのは今更申し上げるまでもありませんが、家族にハンセン病の患者がいたという、ただそれだけの理由で、苦難の人生を歩むことを余儀なくされた方たちが、自分たちがこうした言葉に言い表せないような苦しみに満ちた人生を歩むことを余儀なくされたのは、国のハンセン病隔離政策のためであるということで、国に対して謝罪と損害賠償を求めた裁判です。原告の数は五六一人。北海道からこの沖縄まで全国各地に渡っています。特徴的なことは、お手元の資料にも記載しましたが、五六一人の四〇%にあたる二五〇人がこの沖縄に住んでおられる方々ということです。この八重山、石垣に住んでおられる方も八六人に

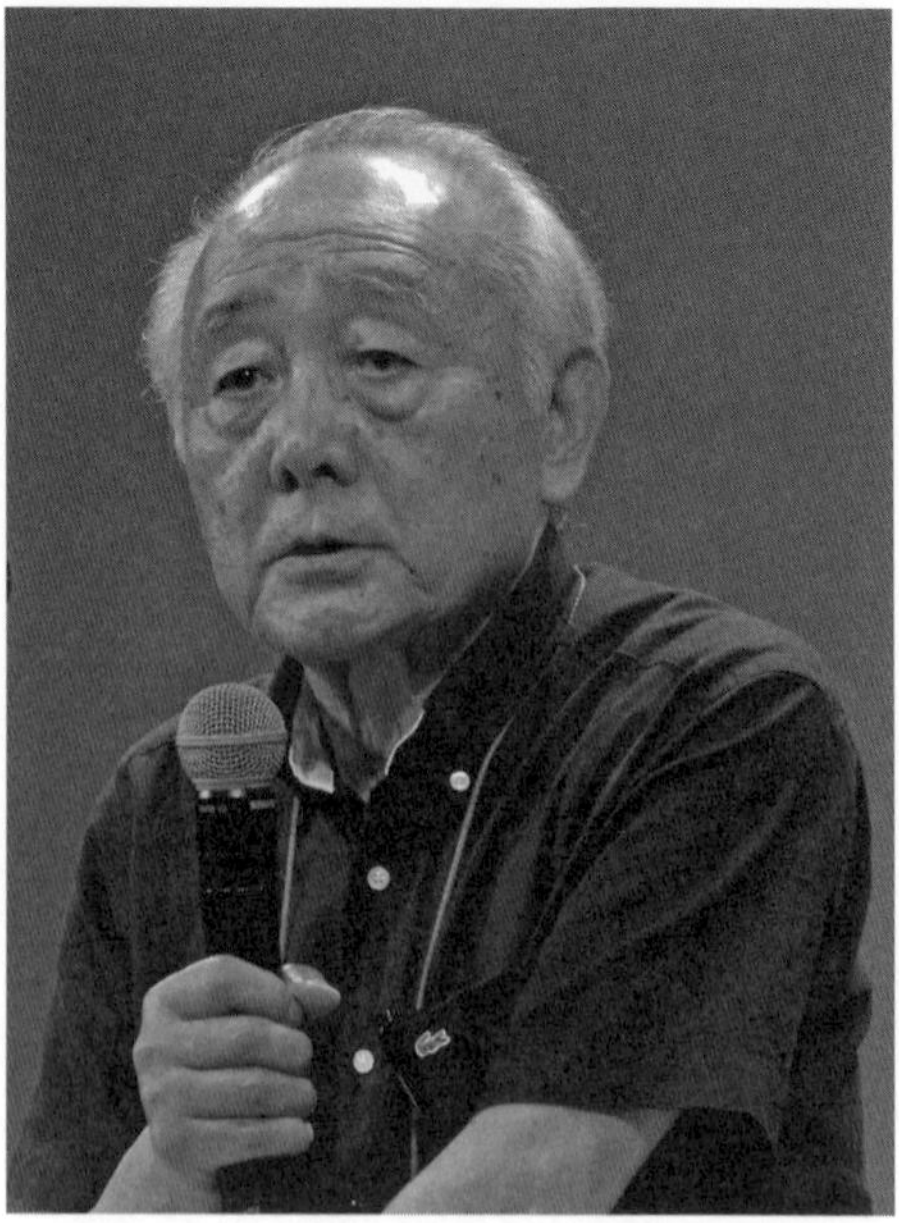

達しています。なぜ、四〇%に達する方々が沖縄在住なのかという問題については、十分に解明できていない点はありますが、この沖縄ではさまざまな背景、事情から退所者の方々が大変多いということ、さらには今日、この市民学会の冒頭にあたって大田実行委員長がお話しになりましたけれど、この八重山、宮古に限らず沖縄の地におけるハンセン病に対する差別偏見がいまだに根強い、そうしたことが沖縄在住の原告が圧倒的な比率を占めている、その背景としてあるのではないかと思っています。

その証拠に、証拠という言い方は適切でないかも分かりませんが、この二五〇人の沖縄在住の原告の方たちの中で、地元で素顔をさらし、本名を名乗って自らこの裁判の原告として闘っているということを完全に明らかにできている方は一人もいらっしゃいません。こうした事実はまさに今もなおハンセン病に対する差別・偏見、あるいは患者であった人やその家族に対する差別・偏見が今もなおこの沖縄の地において根強いということを端的に表しているのではないかと思います。そうした意味で、この家族訴訟に勝訴し、国の責任を明らかにしていくことが、日本全国、そしてとりわけこの沖縄におけるハンセン病問題を大きく解決していく貴重な一歩になるのではと思っています。

それでは家族の被害とは一体どういうものなのか。これは五六一人の方々、それぞれが文字通り、苦難としか言いようがない被害を受けてこられたわけですけれども、私たちなりに五六一人に共通する被害、そうした形で二項目に整理することができるのではないかと感じています。

その第一が、差別・偏見にさらされる地位に置かれる、そのことによって自分の家族にハンセン病の患者であった人がいることを隠しながら生きていくということを余儀なくされるということです。そうした被害は人生のあらゆる局面で家族に襲いかかってきます。まず出生。生まれること自体を許されない存在としてハンセン病の患者さんの子どもたちは、この世に生を受けた。学校に通う。学校ですさまじい差別を受ける。熊本地裁で法廷に立たれた沖縄在住の原告の方は、風の強い日、自分のクラスの席を担任に変えさせられていた。風上に自分の席があることが許されなかった。風の強い日になると担任の教師から「風下に移れ」と言われていたと、涙ながらに語っておられました。あるいは北海道で小学校時代を過ごした原告の方は、掃除の時間に同じバケツで雑巾を使うことも許されなかった、と話しています。つばをかけられ、石を投げられ、学校に行くこと自体も許されないという差別を受け続けてきたということを明らかにしておられました。結婚においては、まさに家族に対する差別・偏見というものが集中的に襲いかかってきます。交際している相手に、自分の家族にハンセン病の患者だった人がいるということを打ち明けたばかりに、お腹の中にその恋人の子を宿していながら婚約を破棄された、生まれた子どもも認知されなかった、そうした被害に遭われたこの八重山の原告の方もいらっしゃいます。結婚した後に自分の家族にハンセン病の患者がいたということで離婚になってしまったというケースは今もなお後を絶ちません。沖縄の原告はこの家族訴訟に参加するに際して、今まで黙っていたが自分の母親は愛楽園出身であるということをお連れ合いに話したところ、一週間後にそのお連れ合いは実家に帰ってしまい、二度と夫婦として交わることはできなくなってしまった。そのお母さんは自分のせいで息子がそんな目に遭っているということを何とかしたいという思いで、お嫁さんの実家に息子さんと訪ねて行き、土下座をするようにして、私が愛楽園にいたことを隠していたことを許してほしいと謝罪をしましたが、出てきたのはお嫁さんのお兄さんで、「うるさい、帰れ。お前たちとはもう縁がない」という形でその夫婦は離婚に追い込まれてしまいました。

これは、この家族訴訟が起こった後に生じた話でして、家族に対する差別・偏見というのは今もなお進行中であります。ですから五六一人の原告の中で素顔や本名や所在地を明らかにできる原告は一桁しかいないという状況になっているわけです。

もう一つ、私たちがそうした差別・偏見にさらされる地位に置かれるという被害と並んで深刻な共通被害として把握しているのが、親子や兄弟姉妹の関係を破壊されてしまうという被害です。九州に在住している原告は三歳の時に父親が菊池恵楓園に収容されました。母親は生まれたばかりの赤ちゃんを連れて実家に帰り、そして再婚してしまう。残された三歳の彼女は親戚の家をたらい回しにされ、そうした幼い日を過ごしていく中で彼女の心の中には、自分がこんなに苦労する、こんなに辛い人生を歩んでいるのは父親が病気になったせいだと、こういう思いが大きくなっていくわけですね。死んだと思っていた、そう聞かされていた父親が生きているということを知って、自分が結婚し、赤ちゃんが生まれ、それじゃ父親に赤ちゃんを見てもらおうとして菊池恵楓園にお父さんを訪ねていくわけです。そのお父さんの外見に重い後遺症があるというのを見た瞬間に彼女の口から出た言葉は「あんたのような親から生まれたけん、うちが苦労したんや。死ね」という言葉だったわけです。そうした形で本来であれば本当に愛しい、親子としての関係を作らなければいけない、そうした親子の絆が、こうした差別・偏見の中で引き裂かれていく、これがハンセン病家族被害の、他の人権問題にはない特徴であると私たちは考えているわけです。

そうした被害ですので、この家族訴訟は次の四つの意義を持って闘ってきました。

第一には、このような深刻極まる家族の被害をもたらしたのは、国のハンセン病隔離政策に原因があるということを明らかにさせることです。中でも国が率先して全国各地で徹底的に行ってきた「無らい県運動」、これはこの沖縄の地でもまったく同様でありましたけれども、誰一人としてハンセン病の患者が地域で暮らすことを許さないという全国で行われた「無らい県運動」、この運動こそがハンセン病患者であった人たちやその家族を苦しめた元凶であるということを裁判所に認めさせるということが第一の意義です。

第二には、私たち社会の側の責任を明らかにするということです。先ほどほんの一部の被害を皆さんにお話しさせていただきました。風の強い日に風下に席を移らせたのは他ならぬ学校の先生です。交際している相手が、その家族にハンセン病の患者がいるという理由で交際を拒否し、生まれた子の認知を拒否した、その人は他ならぬ私たち社会を構成している一市民です。ハンセン病隔離政策が、私がしみじみ恐ろしいと思うのは、隔離政策を推進したのは国ですが、ハンセン病の患者であった方たちや家族を地域や学校や家庭で直接差別したのは誰でしょうか。私たち一人一人、学校の先生であり近所の人であり、あるいは親戚の人であったりしたわけです。つまり、心ならずも国の隔離政策の中で加害者の役回りを演じさせられてしまった私たち社会の側にも責任があるということを今度の家族訴訟の中では裁判所に明確に認めてもらわなければなりません。これが第二の意義です。

第三の意義は、五六一人の原告お一人お一人が、自分が生まれ出る前、そして生まれ出てから、どのような日々を過ごしてきたのか。自分の家族にハンセン病の患者だった人がいるということを隠し通して生きてくること、あるいは愛しいはずの親を、一時的にしろ憎んだり、疎ましいと思ったりしてしまった、その自らの被害を余すところなく語っていただくことから自分の過去に向き合い、自分の被害をいわば乗り越えていくきっかけにしていただく。この裁判はこれができなければ意味がないと私たちは思っています。

第四の意義は、そうした家族原告の方々と、ハンセン病の患者であった方々との引き裂かれた絆を回復させるということです。先ほど三歳の時に父親が菊池恵楓園に隔離され、母親が再婚して行き場を失ったという女性の話をしました。恵楓園で父親に思わず「死ね」と口走ってしまったという、その原告はお父さんの遺品の中にボロボロになった小さな女の子の写真があるということを、今あらためて意識しておられます。その写真こそは三歳の時の彼女の写真であり、その写真を菊池恵楓園で暮らす中でお父さんはずっと何かあるたびに握りしめるようにして生きてきたということを彼女は知るわけです。そうしたことを通して、「死ね」とまで口にした彼女が父親と向き合う。そうした場として、この裁判は意味をなさなければ、裁判としての意味がないと私たちは考えています。

こうした四つの意義を掲げながら闘ってきた裁判ですけれども、裁判で国は信じられないような主張を繰り返してきました。第一に国は、国のハンセン病隔離政策はハンセン病患者を標的にしたものであって、家族は対象にしていない、と。したがって国の隔離政策によって家族に被害が生じたということは認めない。こういう主張をしてきました。ハンセン病隔離政策は最初から恐ろしい伝染病であるということを前提に展開されましたので、家族はまさしく感染している可能性が極めて高い、あるいはハンセン病というのはその病気にかかりやすい素因というのが遺伝される、こうした形で家族を潜在的な感染者、あるいは感染予備軍として隔離政策の対象にしてきたわけです。そういうことを全く認めようとしないのが、この裁判における国の主張です。

さらに国は、家族の皆さんは辛い思いをしているかもしれないが、それは隔離政策の以前から私たちの社会にあったハンセン病に対する差別・偏見のゆえであって、隔離政策によって出現したものではない、という主張をしてきました。しかし、隔離政策以前には、恐ろしい伝染病であるなどという認識は私たちの社会にはありませんでした。隔離政策を推進するにあたって国が恐ろしい伝染病であるということを、まさに世の中の隅々まで徹底して周知させていったがゆえに起こった家族の被害です。まさしくそれは歴史をゆがめる主張であるとしか言いようがありません。

さらに国は、確かに家族の皆さんは苦労をしたかもしれないけれど、そうしたハンセン病に対する差別・偏見は遅くとも平成二五（二〇一三）年、この裁判が始まる三年前にはなくなったと、今では社会通念上無視できぬような差別はなくなったというような主張をしているわけです。先ほどお話ししました通り、いまだに家族の皆さんが、例えば自分の身内にハンセン病だった人がいるというだけで離婚させられているという事実を国は正面から認めようとしていないということになるわけです。

こうして三年にわたる裁判を経て、いよいよ六月二八日午後二時、熊本地方裁判所で判決が言い渡されることになりました。私たちはこうした国の主張を徹底的に粉砕してきましたので、全面的な勝訴判決に至るであろうということを確信しています。しかし、この判決で勝つことは、ハンセン病に対する差別・偏見を解消していく私たちの闘いにおいては大きいけれども一歩に過ぎません。その判決を我々は武器にして、ハンセン病に対する差別・偏見を本当に一掃していく、そうした運動を日本中に起こしていかなければいけない。この勝訴判決は、私たちは日本中にあらためてハンセン病の差別・偏見を克服していくという大きな大きな第一歩になるのではないかと考えています。この勝訴判決を受けて私たちは、もちろんその判決の内容にもよりますけれども、第二陣の裁判を起こすかどうかということも、さらに検討していかなければいけないと思っています。と申し上げますのは、この八重山地方、宮古においてもそうですけれども、この家族訴訟の提訴に間に合わなかったけれども、同じような被害を受けたという方々が、私が想像するより、一〇〇といわない、ひょっとしたら一〇〇〇人以上の方がいらっしゃるのではないかと思っているわけで、その方々は固唾《かたず》を飲むように六月二八日の判決を見守る。そういうことになるのではないかと思っています。

そういう意味で、私たちはこの判決の後、各地を訪問し、この判決を多くの方々とともに喜びながらハンセン病問題の最終解決に向けて皆さん方と共に闘っていきたいと思っています。高いところからこういう話をするのは本当に失礼極まりないことでありますけれど、ハンセン病問題というのは、私たち一人一人の問題です。私たち一人一人が同じ時代に生きてきて、このハンセン病問題にどう立ち向かおうとしてきたのか、あるいは何もしないできたのか、ということを自らに問い返しながらハンセン病の病歴者の方々の、文字通り尊厳をかけた闘いに学び、共に手を携えながら最後まで闘っていきたいと思っています。どうぞ家族原告の闘いに絶大なご支援をくださいますようお願いをしまして、私からのご報告とさせていただきます。これからもどうかよろしくお願いいたします。

シンポジウム
島を出た八重山人たち

●司会進行
上江洲儀正　南山舎代表
●コーディネーター
大田静男　八重山集会実行委員長

●パネリスト
上野正子　星塚敬愛園入所者
宮良正吉　関西退所者原告団いちょうの会会長
金城雅春　沖縄愛楽園自治会会長

上江洲儀正　皆さん、こんにちは。これからシンポジウム「島を出た八重山人《やいまぴとぅ》たち」を開催いたします。進行役の上江洲《うえず》と申します。どうぞよろしくお願いします。

ハンセン病問題を考えるようになったのはつい最近で、僭越《せんえつ》ですけれども進行役をやらせてもらいます。失礼な質問などあるかもしれませんけれども、ハンセン病問題はとても大事な問題であると、私自身思っています。その気持ちは変わりませんので、失礼があればどうぞご容赦いただきたいと思います。

今日は鹿児島の星塚敬愛園から大先輩の上野正子さん、大阪の関西退所者原告団いちょうの会会長の宮良正吉さん、沖縄愛楽園自治会会長の金城雅春さんの回復者のお三方と、八重山実行委員会の委員長、大田静男さんをコーディネーターとして八重山のハンセン病問題について話し合いたいと思います。

今日のメンバーは皆、八重山人「やいまぴとぅ」ですので、八重山についていろいろなことが出てくると

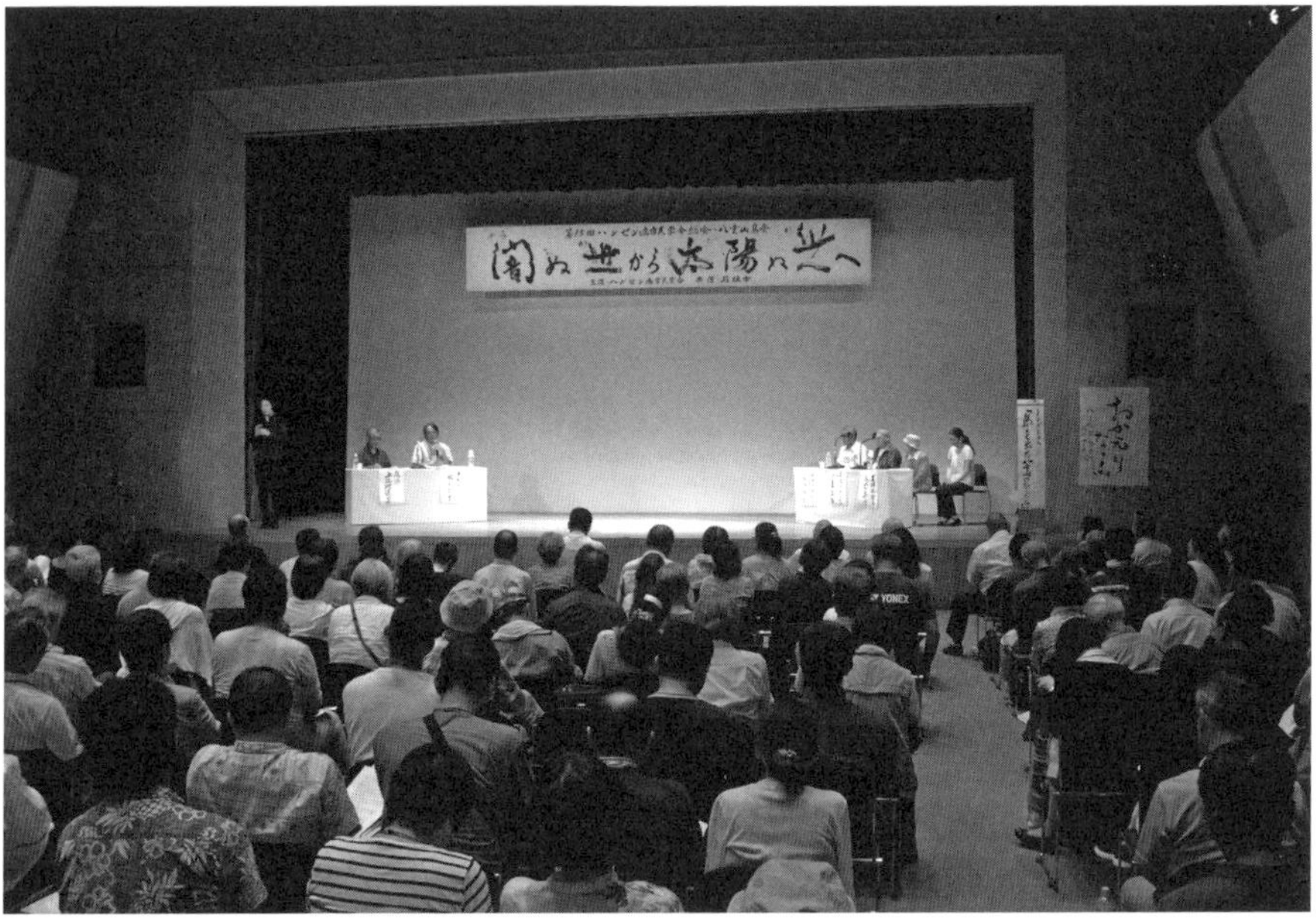

思います。楽しみにしています。その前に、実は光田健輔が撮影したという映像がございまして、それをご覧いただきながら、ちょっとの時間ですけれども、大田さんに八重山のハンセン病についての概要をお話していただきたいと思います。

大田静男　皆さん、こんにちは。今から上映しますフィルムは岡山県の長島愛生園の資料館に保存されているものです。このフィルムのことについては、宮川量《はかる》という人が本の中で書かれていますが、フィルムの存在については不明で、私も探し回ったんですけれども見つけることができず、撮影者の光田健輔が長年園長を務めていた長島愛生園にあるのではないかと見当を付け、市民学会が長島で開催された時、資料館の職員に撮影場所がわからないフィルムがあると伺い、見せてもらいました。五〇分余りのフィルムで、台湾楽生院らしき映像があり、人物像が出てきました。石垣島測候所所長の岩崎卓爾でした。八重山の文化や日本の気象学に貢献した人です。これで、映像が石垣島であることがわかりました。現在の真栄里公園辺りにあったハンセン病患者たちの隔離小屋。そこに住む兄妹、警察官など宮川の書いた通りの映像があったわけです。当時のハンセン病患者の置かれていた劣悪な環境などを知る上で大変貴重なフィルムです。そのよう

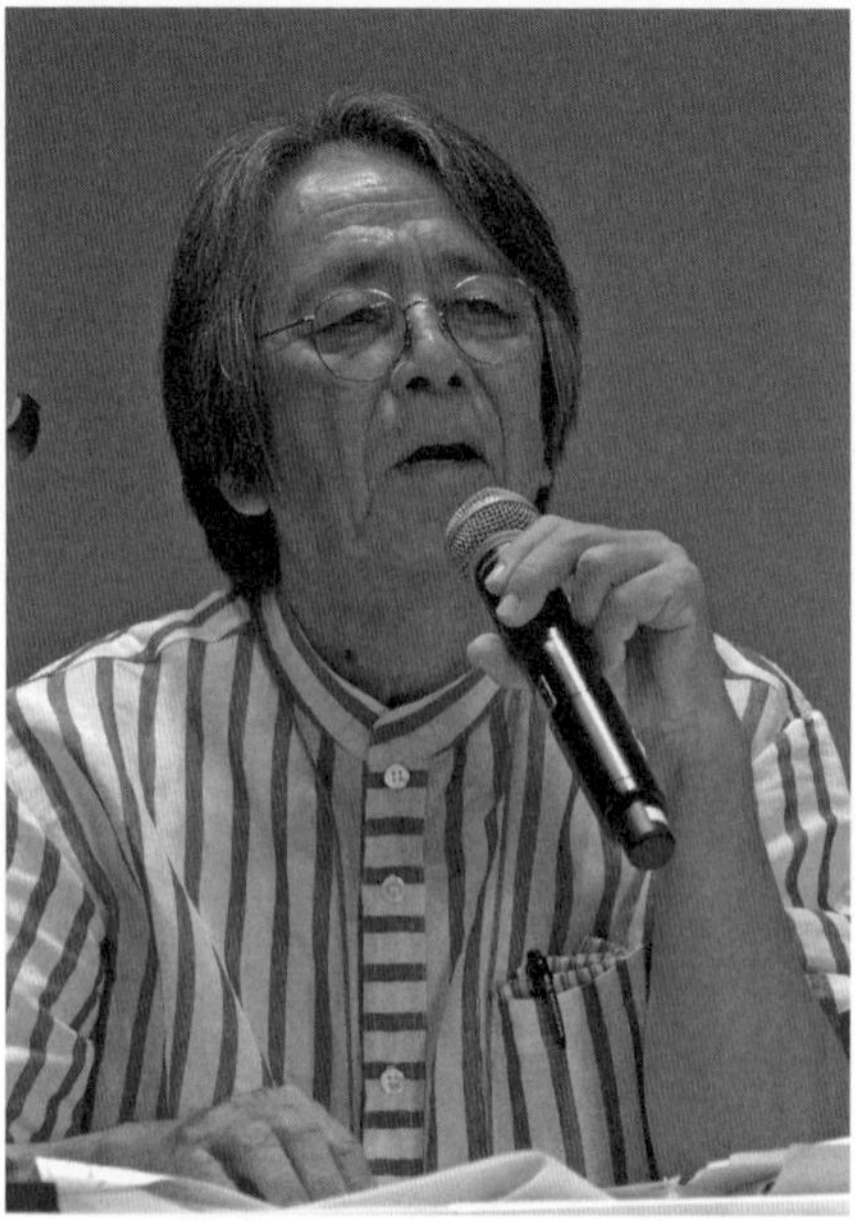

なフイルムが埋もれていることは残念なことで、ぜひ皆様にもご覧になってハンセン病患者の置かれていた状態を知っていただきたいと思い、上映を企画した次第です。このフイルムの撮影者は皆さんご承知の光田健輔で、西表島に全国から一万人の患者を収容して隔離するという構想を計画した人です。また、「癩予防法」隔離政策を戦後まで強力に推進した人として知られていますね。一九三四年に「台湾癩予防協会」が発足し、それに招聘《しょうへい》されました。その帰途、石垣、宮古、沖縄本島を訪れまして、ハンセン病患者や施設を撮影したものです。八重山は琉球王府時代から患者を村の外れに小屋を作り住まわせていました。明治、大正の頃になると、患者たちは真栄里海岸辺りの荒地に隔離小屋を建て住んでいました。

　先ほど出ました宮川の書いたものによりますと「〇〇の患者を見て、過去四〇年の救らい生活中、あれほど重症なのは見たことがない」と光田健輔が嘆かれた。左足の下から皮がめくれて、赤き肉がはみ出し、足のかかとまで赤く割れて、その肉にはハエが黒く集まり、払う力がなくなっていた。驚いたことには、その肉にうじがはい回り、くるぶしの先端より血清がぽつりぽつりと音をたてて土間に落ちていた。「この〇〇の寿命も長くないと思うが」というふうに光田が述べたと書いています。次に宮古の宮古保養院ですね。一九三一年、沖縄で最初につくられたハンセン病患者の施設です。映像は保養院、周辺の風景、それから、講話をしている人がいます。家坂幸三郎と思われます。家坂は新潟県出身で、後に沖縄愛楽園の園長も務めた人です。次は那覇郊外のハンセン病者たちが住むバクチャーヤーです。バクチャーヤーとは賭博屋という意味です。そこにはまた、荒くれ男たちの賭博屋がありそう呼ばれたようです。沖縄の古い本『遺老説傳』にも出てきます。一七〇〇年頃からあったようです。荒くれ者たちはハンセン病患者たちが物乞いしてきた食べ物を巻き上げたりしました。バクチャーヤーについて「那覇市外の屠殺場付近に獣骨散乱せる中にかろうじて身を入れ、小屋を営みそこに身を潜めて生活している病者のごときは、くるぶしより先は脱落し、骨の露出せるやせ細りたる足に群がる集まりたるハエにより、いっぱい発生したうじを落とすのにアオミドロのわいた水瓶に浸している姿を見ては、何人も涙せずにはいられないだろう」という惨状が書かれています。沖縄本島ではハンセン病施設建設は反対運動があまりにも強く、建設ができない状態でした。それで、ハンセン病者たちは墓地や洞窟に暮らしていた。バクチャーヤーも墓地の一角で、波の上宮や市場、辻遊郭が近辺にあり、そこで物乞いをして生活していました。そんな悲惨な人たちを救済しようと立ち上がったのが、救世軍沖縄教会の花城武男で、彼は石垣市に合併した大浜村出身でした。彼はキリスト教関係者に呼びかけ、沖縄キリスト教救癩協会（ＭＴＬ）を結成し、患者救済に尽力した。牛を船に積み込む映像があります。石垣島は遠浅で当時、大型船舶は桟橋につけることができず竹富島近くの沖に停泊しました。人も物資もはしけや小舟で運んでいました。患者たちが島外の施設に入所したいと思っても船舶は感染することを理由に乗船を拒否していました。そこで、徳田祐弼という人が、船主や船長と交渉して患者たちを船底に隠し、台湾や本土の施設に密かに入所させました。台湾は距離的に近いが、本土は遠く、那覇で船が荷の積み下ろしに数日もかかるため、患者の宿泊所を探すのに苦労したという。離島患者の抱える問題解決に尽力した人です。徳田さんは星塚敬愛園や沖縄愛楽園の自治会長を務めます。牛がモッコに乗せられて船に上げられたようにハンセン病患者たちもモッコで船に引き上げられたといいます。フィルムの石垣、宮古、沖縄の部分は私の話より本当に短かく、あっという間です。私はこのフィルムをただ惨状や救済ととらえるだけではなく、撮影の時期、背景、意図を見抜かなければならないと思います。撮影された時期は日本が侵略戦争に向かって隔離を強化していく時期です。光田健輔の意図も映像の背景から見えるのではないかと思います。たった二分の上映を前にこんな長話をしてすみません。どうもありがとうございました。

上江洲　それでは、大田さんにフィルムの説明をしてもらいます。舞台を暗くしてもらえますか。ではお願いします。

大田　本当に短いです。これは真栄里の隔離小屋です。あっちにいるのが恐ろしい警察官ですね。先ほど足が見えていたのが兄のですね。ハンセン病に罹った人ですね。これはどこの料亭かわかりません。これが有名な岩崎卓爾です。これは岩崎が住んだ袋風荘です。こういうふうにして牛を積んだりするわけですけれど、ハンセン病の人たちも牛のようにモッコで吊り上げられたということです。次は、これは映像が反転していると思いますが、宮古保養所です。宮古南静園の前身で開所の頃です。これは施設の井戸です。この人は家坂さんだと思われます。家坂さんはキリスト教信仰者ですから入所者に説教しているところかもしれませんね。施設の内部です。道を歩いているのが光田さんですね。これは、辻遊郭に近いバクチャーヤーと言われているところですね。もう終わってしまいました。終わりです。

上江洲　大田さん、ありがとうございます。それでは再開します。八重山のハンセン病問題について考える時に、一つ踏まえておかなければならないのは、八重山にハンセン病療養所がなかったということだと思います。沖縄本島には愛楽園、宮古には南静園ができましたけれども、八重山にはできなかった。それゆえにハンセン病を患うと、島を出なければなりませんでした。三人の皆さんがその時々にふるさと八重山をどう思っていらっしゃったか、現在はどうなのか、そこから八重山地域におけるハンセン病の問題を考えていきたいなと思っています。

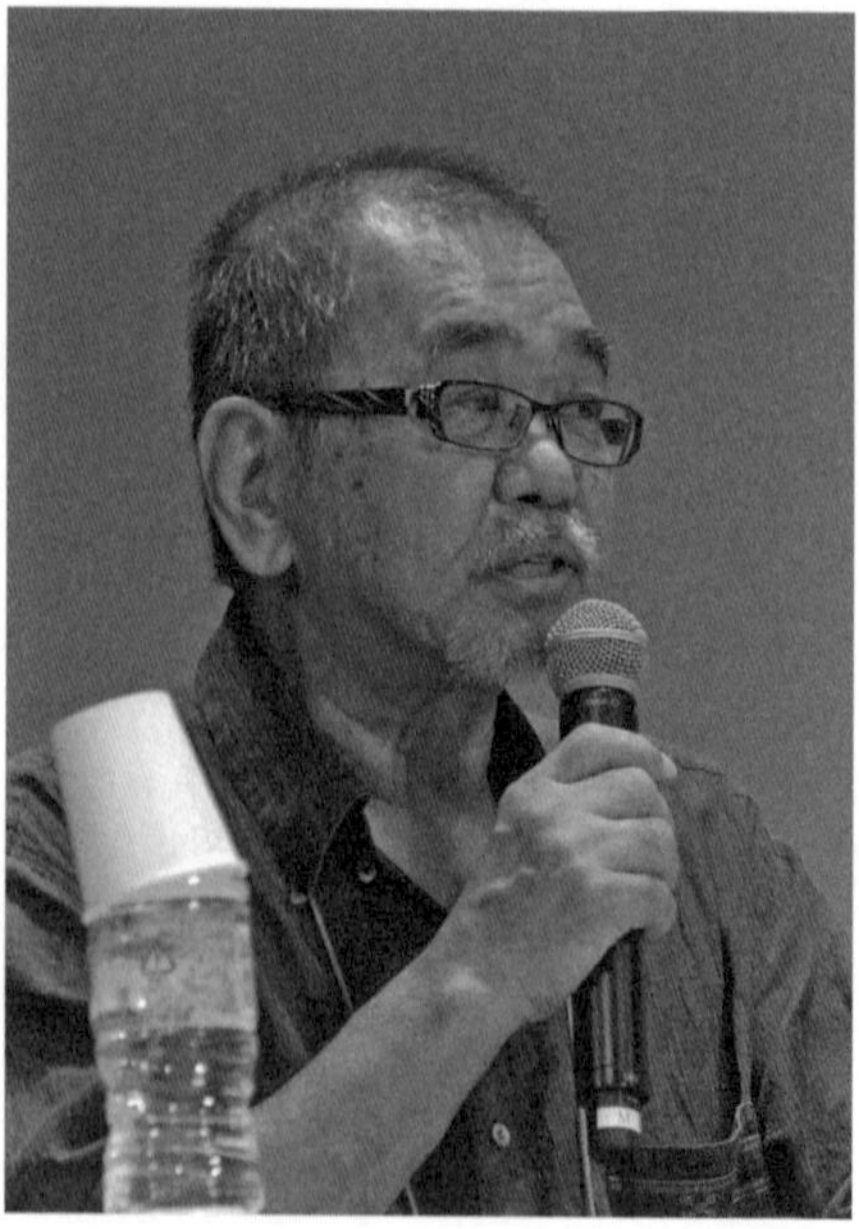

まず初めに、ハンセン病であることがわかった時の状況をお話しいただきたいと思います。その時の周囲の反応、当時のハンセン病に対する八重山地域の偏見と差別はどうであったか。そういうことをお話しいただきたいと思います。

まず、上野さん。上野さんは一九二七（昭和二）年のお生まれですから、現在九二歳になられます。それから宮良さんは一九四五（昭和二〇）年のお生まれです。それから金城さんは、一九五四（昭和二九）年のお生まれです。それぞれの時代を皆さん、念頭に置きながら、お話をお聞きいただきたいと思います。それでは上野さんからお願いいします。

上野正子　皆さん、こんにちは。よくおいでくださいました。私は沖縄県の石垣島の出身です。このようなすばらしい場所でお話をさせていただけることに心から感謝しながら報告させていただきたいと思います。

私がハンセン病であることがわかったのは一三歳の時、石垣島には女学校がありませんでしたので、沖縄県立の第二高等女学校で勉強しておりました。その時に私の足のすねのところに小さなたむしのようなものができていました。そこがかゆくも痛くもなかったので、先生に「痛くないところがあるよ」って報告したら、女の先生が「愛楽園という専門病院があるので、そこで診察を受けなさい」とおっしゃいました。しかし、私は一三歳で愛楽園という所もわかりません。ただ手紙を書いてくださいました。

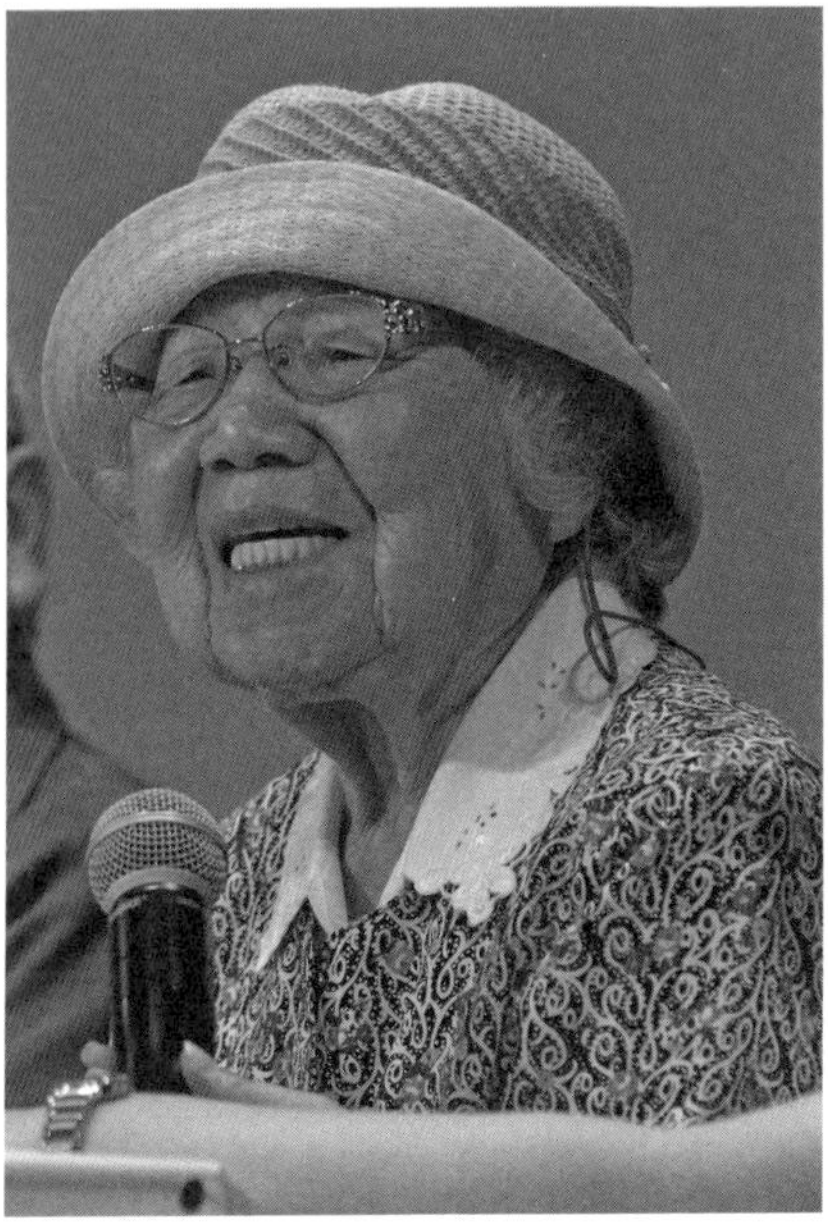

その手紙を持って私は下宿先のおじいさんとおばあさんに見せますと、これはもう大変だということだったんでしょうか。でも、私は平気でした。お正月はおうちに帰れると準備している時にお父さんとお母さんが、一歳と二歳の弟をおんぶして、一人は手を引いて、私の下宿先に来ました。私を迎えに来たんだろうと思って、私は喜んでお父さんとお母さんを迎えましたけれども、その時に両親は曇った顔をしてじっと私を見つめていました。それから大人の方が四、五人集まっていらして、一つの部屋でふすまを閉めて相談事が始まりました。私はその中に入れてもらえませんでした。そして相談が済んだのでしょうか。お父さんが「正子、あした鹿児島に連れて行くよ。準備しなさい」と私に命令しました。私はまた鹿児島の一ランク上の女学校に行くのかなと思って、かばんにいっぱい本を詰めて準備をしました。沖縄の港から鹿児島に向かって大きな船に乗って出発しました。その時、一歳と二歳の弟は、一人はお母さんにおんぶされて、もう一人

は手を引かれて「ねーねー、早く帰ってこいよ」と片言の言葉で小さなおててを振って私を見送りました。

　それから垂水というところに着きました。鹿児島に着いた時にはとっても寒かったので、「お父さん、寒いよ、寒いよ」って言ったら、お父さんが山形屋っていう大きなお店に連れて行って私にオーバーを買ってくれました。石垣島でオーバーを着ている人はいません。もう喜んで、「お父さん、ありがとう、ありがとう」って言って、立派なオーバーを身に着けて喜びました。それから「今日は一番おいしいのを食べさせてあげよう」と言って、食堂に連れていって、カレーライスという料理を私に食べさせました。一口食べてみると苦くて辛くて、おいしいと思えませんでしたので、「父ちゃん、これおいしくないよ」と言ったら、お父さんが「これはな、大金持ちが食べるんで、貧乏人は食べられないんだよ」って言って、私に説明しましたけれども、私はカレーライスというのを初めて食べた時に苦くて辛くて一番おいしいとは思えませんでしたけど、初めての私のごちそうでした。

　それから私は鹿児島の立派な学校に行くんだろうと思っていましたけれども、学校ではなくて敬愛園という所にお父さんが連れて行きました。後で思ったことですが、沖縄の療養所に行くと、石垣島で私の家はお店をしていましたので、私が病気になったということで、店が繁盛しないということで、鹿児島に連れて行くことになったそうです。それから、鹿児島に着いて敬愛園で診察を受けますと、「二カ月間、治療をすれば治してあげますよ」と園長先生がおっしゃいました。私は子どもだったので何もわからずに敬愛園に来たんですけれども、その時に徳田祐弼という入園者の代表の人がおられまして、その方が私のお父さん役をして、「面倒をみるから大丈夫だよ」と言って、私の父親代わりになって面倒をみてくださるようになりました。

上江洲　上野さん、ありがとうございます。入園されるまでのお話で結構です。上野さんが星塚敬愛園に入園されたのは一九四〇（昭和一五）年、戦争が始まる前年のことですね。上野さんの『人間回復の瞬間《とき》』というご本の中に、小学四年の時に八重山収容のことをご覧になったと書かれていますが、その時の様子をちょっとお話しいただけますか。

上野　私は八重山にいた時、ハンセン病になって家を追い出されて本当に困っている人たちの姿を見たことがあります。アガリグヤ（東小屋）という所で、集団生活をしておられる大人の家族がおられましたが、その人たちを沖縄の愛楽園に収容するという時、強制収容でしたけれども、桟橋からではなくて、遠い港の海の方から警察官が両方に縄を張って、その中にハンセン病の人がタオルをかぶって強制収容で連れて行かれるところを見たことがあります。まさか私がハンセン病になるとは思っていませんでしたけれども、ハンセン病という病気は本当に嫌われる怖い病気だなと、その時痛感しました。

上江洲　はい、ありがとうございます。これは八重山収容と呼ばれる、先ほど申しましたように八重山には療養所がありませんので、八重山から強制的に連れて行かれるわけですけれど、最初の一九三八（昭和一三）年の収容の様子をご覧になったというお話です。八重山収容について大田さんからお話しいただければありがたいんですが。

大田　簡単に言えと言われても簡単に言えないんです。実は八重山では琉球王府の命令がありまして、そして村の中に住んではいけない、村の外に家を建てて、家族が患者の面倒をみなさいというふうに書いてあるわけですね。しかし患者と村人たちの交流はずっと続いていたわけです。

ところが、日本の時代になりますと、「癩予防法」が適用されて強制収容されていくということになります。沖縄県振興計画というのがありまして、この八重山にもハンセン病の施設を作るということだったわけですけれども、ところが戦争の時代になっていますから、なかなか予算がうまくいかない。ですから、療養所が作れなかったのですね。そうすると患者たちをどうするかということで、結局、沖縄本島の愛楽園に送るということになったわけです。

「癩予防法」が成立したのが満州事変が起きてその後、一九三七年には日中戦争が始まり、そして、「無癩県運動」、徹底的な強制収容が行われました。着任したばかりの警察署長というのが大変ハンセン病患者の収容に熱心な人で、各患者を徹底的に洗い出します。さらに各町内の患者の家を徹底的に調べ上げて、警察官を派遣して、そういう施設に行きなさいと説得したというふうに書かれているのがあるんです。けれども、説得どころか、先ほどのフィルムをご覧になった通り、当時の警察官は恐ろしいですから、警察の言うことはなんでも聞かないといけない。ですから、そういうふうにして愛楽園が開所した時に八重山から七〇人ぐらいですかねえ。上野さんがご覧になったのは、この地元の船はチャーターできないんですよね。つまりハンセン病の人とわかると困るということがあって、宮古のほうの、粟国《あぐに》丸ですかねえ、その船をチャーターして桟橋があるのにわざわざ桟橋以外の所、今のサザンゲートブリッジから東のあたりに船をつけて、そこから患者を乗せていくというふうなことをやったわけですね。そういうことが今、上野さんがご覧になったことではないかなというふうに思います。

上江洲　はい。八重山収容と呼ばれる三回は、大田さんが今話されましたけれども、一九三八（昭和一三）年、愛楽園が開設した年に強制収容が行われた。それから戦争がいよいよ激しくなって、一九四四（昭和一九）年の日本軍による収容があった。そして戦争が終わって一九四九（昭和二四）年、これは米軍による収容があった。この三つが八重山収容といわれる大きな強制収容です。宮良さんと金城さんは八重山収容が終わって以後に療養所に入られたわけですけれども、宮良正吉さんにハンセン病であることがわかったその時の状況と、当時の八重山のことをお話しいただければ。

宮良正吉　大阪から来ました、島を出た宮良正吉でございます。八重山人ということで扱っていただいて、大変うれしく思っています。私が発病したのは石垣小学校の四年の時です。三年の時に小さくたむしのようなものが出たんですが、四年生の時に身体検査でわかりました。パンツ一丁になって体重計に乗ったりすると、当時の身体検査ですね、体に斑紋が出ていますのでわかりました。それで、学校から保健所に連絡がいったんですよね。保健所から親の方に連絡がいって小学校五年に上がる時にはもう愛楽園の方に行きなさいということで、四月に入ったある日の朝、母が「あした、沖縄本島に行くから。いい病院があるから診てもらってきなさい」ということですね。僕は小さいから訳が分からなくて、診てもらっていい薬をもらったら帰れるもんやと思っていました。ところが行ったきり帰れなかった。というのが当時の状況です。記憶では、先生から「病気だからちゃんと治してこい」と言われたような気がいたします。その時は母と石垣の病院は全部回りました。あそこの病院はだめだ、という

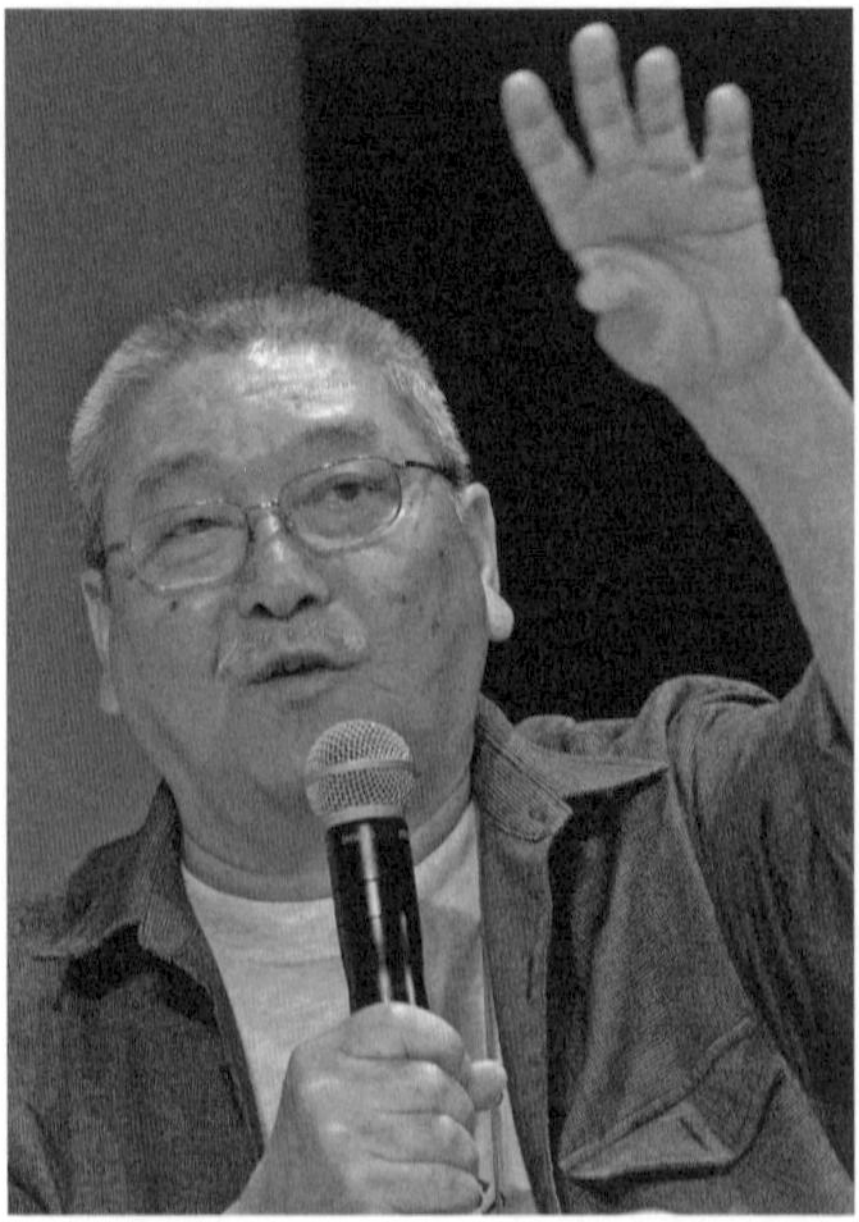

ことで、次の病院に行って。四年生の時から学校を休んで、母と二人で全ての病院を回りました。良い病院というのは愛楽園のことでした。薬のある、治療のできる病院がなぜ石垣にないのか、というところまではまだ小学校四、五年生ですから思い至りませんでした。

上江洲　はい、ありがとうございます。身体検査ということですけれども、当時の身体検査というのは、ハンセン病を見つけるための身体検査ですか。

宮良　そうではなく、身長測ったり体重計に乗ったり。その時、パンツ一丁でやりました。だから斑紋が出ているのはすぐにわかる。

上江洲　それで見つかったということですね。

宮良　だから当時、うちの母は知っていたと思うんですよ。でも、指が曲がっているのがハンセン病と思っていた。で、曲がってないのでハンセン病と思っていなかった。後で聞いた話ですけど。

上江洲　当時、身体検査で見つかったということですけれども、それ以外にもハンセン病を見つけるための検査というのは八重山にあったのでしょうか。

大田　そこは私もよくわからないですけれど、たぶん民間の病院へ行って、手足が麻痺したり、斑紋が出ていたりした子どもたちに針で痛みはないかとか診察するわけです。ハンセン病の症状なら感覚が麻痺しているので、痛みがないわけです。それは危ない病気だと、ハンセン病の症状だとわかるわけです。それで保健所に通報するわけです。また、本土から派遣された医者の学童検診ですね。結核検診などを通して、ハンセン病に罹っている学童を発見する。そして、学校や保健所に知らせる。すると、親の所へ保健所や役所、警察がやって来て施設への入所を勧める。大人の人は病気とわかると家や職場までやって来て入所を勧めるわけです。入所した後は、部屋中、職場中消毒液をまき散らす。また、その人の行き先、友人や親しい人の家までも消毒した。ある人は恋人の家まで消毒された。戦前は警察が土足で家に上がり消毒させた。戦後は保健所がやった。

上江洲　ありがとうございます。それでは次に金城さんにお尋ねいたします。島を出られたのはいつで、入所されたのはいつですか。その当時の話をお聞かせいただけますか。

金城雅春　皆さん、こんにちは。私が初めてハンセン病だと言われたのは高校二年の時です。まだ復帰前でして、琉球政府時代です。復帰の年の高校卒業ですので、そういったことで非常に最近の事例なので、先輩二人と違って偏見・差別の状態は違っていたし、私自身もハンセン病自体を知らなかった。高校の時、薬を

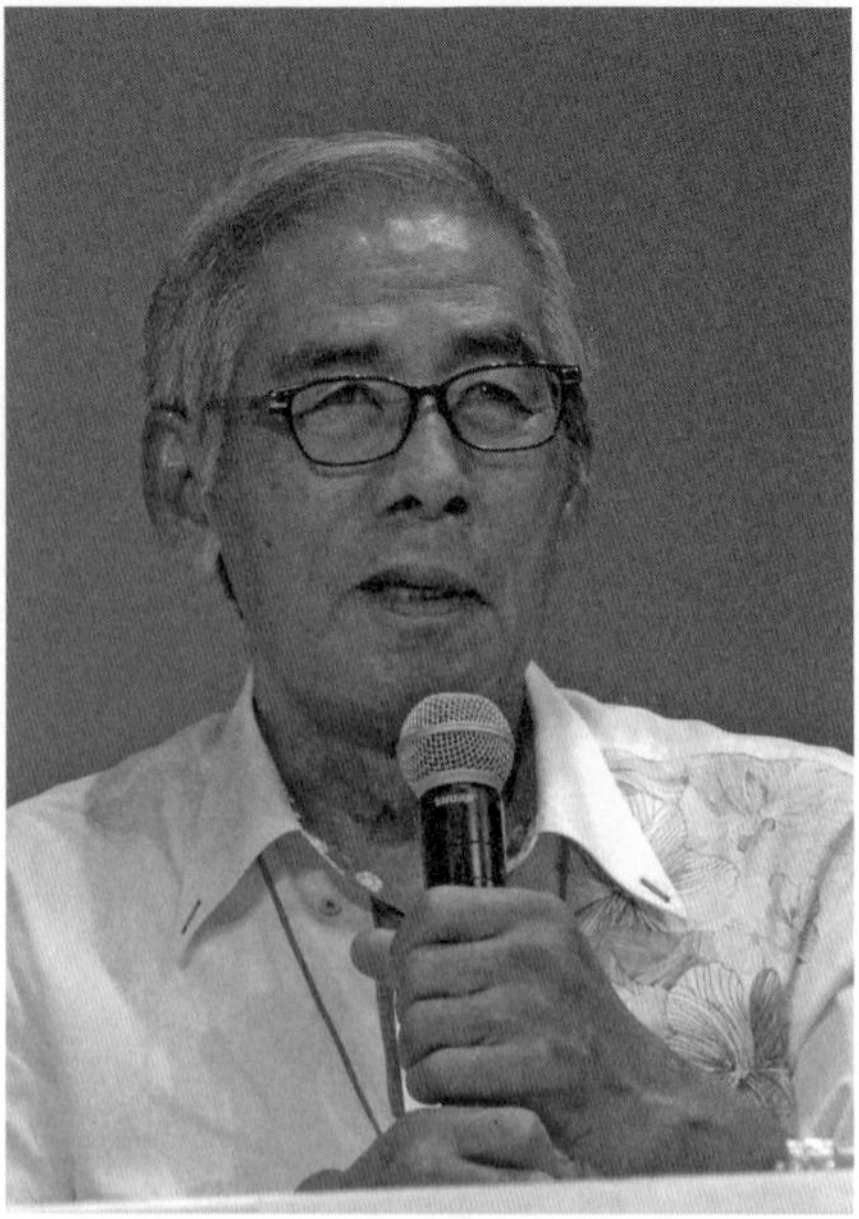

飲んで在宅治療をしていました。沖縄では琉球政府時代は在宅治療というのがあったんです。療養所に入所しないで、外来で薬を投与してもらう。そういうことをやっておりました。そして、大学で本土に行ったので、薬を飲まなくなった。もう治っただろうと自分勝手に決めてやめていたんです。その後、石垣に戻ってきて仕事をしだして、しばらくすると、発熱するし、なんだろうと思って診察に行ったら「ハンセン病です」ということでした。保健所から。私の時代は保健所で外来治療をしていたんですね。それ以外は八重山クリニックがあったので、そこでやっていたんですが、私のほうは八重山保健所でやっておりました。しかし、なかなか熱発が治まらない。薬を飲んでいると、定期的に出てくるんですね。抗原反応が出てしまって、休んだりしていたら、名護に専門のいい病院があるよ、ということで、三カ月行かないか、ということで行きました。それからもう愛楽園に四〇年おるんです。なかなか難しい。今の時代とは違う。私の時代、世代はほとんどわからないと思います。特にここは療養所もないですし。わからないと思います。

上江洲　今のお話の中で在宅治療というのが出てきましたけれども、在宅治療をもう少し具体的にお話しいただければ。これは本島の方にいらした時の話でしょうか、八重山の時の話でしょうか。

金城　高校は那覇のほうでしたので。在宅治療は琉球政府が「ハンセン氏病予防法」を作っていまして、一九九六年に廃止された本土の「らい予防法」と違うところが二カ所あります。退所規定があるということと、在宅治療ができるということですね。退所規定というのは、本土の一九九六年に廃止された「らい予防法」は入所規定はあるんですが、退所規定がないという法律だったんです。しかし、琉球政府時代の「ハンセン氏病予防法」というのは、退所することができた。先輩たちがほとんど軽快退所ということで、たくさんの人たちが退所しています。いま、県内で退所者は沖縄本島と宮古で両方合わせて五〇〇人くらいといわれています。石垣市にもたくさん、八重山郡にもたくさん住んでいますので、皆さんの周りでもご承知だと思います。

上江洲　ありがとうございます。八重山の状況、在宅治療、当時の偏見差別といいますか、そのあたりの状況について、大田さん、お願いします。

大田　在宅治療というのは大嶺経勝医師が八重山保健所の所長になって、初めて、園外で、治療が地元で通院してできるという画期的な試みで、後に八重山方式と呼ばれた。大嶺医師は台湾にあった世界保健機関（WHO）に派遣され帰って来た。そして、台湾ではハンセン病は治癒するものだと、在宅治療が認められていると話をするわけです。それで、八重山保健所でも在宅治療ができるようになった。

保健所に通って治療を受けるわけですが、中には個人情報が洩れてしまうこともあったわけです。何月何日に患者が注射を打ちに来るよ、彼の病気はハンセン病だと職員が話したことから集落におれなくなった患者もいる。そんななか、八重山ライオンズクラブが支援して同じ建物の中に「癩予防協会」が置かれました。今はもうないんですが、そこで治療をしたり、宿泊ができるようにもなっていました。在宅方式というのは貧困と差別で悲惨な生活をしてた離島の人にとっては大変いいことであったと思います。本来はきちんとした施設で治療は行うべきであったが、園の財政事情もあり、八重山方式が採られたことになったのではないかと思います。

上江洲　はい、ありがとうございます。それでは二つ目の質問です。療養生活、療養所の中での生活がどんなものであったか。どういう時に八重山を思い、あるいは帰りたいと思ったか、という話をうかがえたらと思います。上野さんからよろしくお願いいたします。

上野　私はプロミンという新薬が出た時に、第一号として選ばれました。そしてもう病気は治ったから、どうしても帰りたい、帰りたいと思っていましたけれども、お金がなければ帰れません。園内で一カ月作業をすると、五円とかもらえるけど、それでは旅費にはなりませんので、洗濯場というところに出て大人のおむつを洗えば月給が少しでももらえるだろうと思って、私は洗濯場というところに出ました。その頃は今のように便利な洗濯機もありません。たらいに洗濯板を置いて大人のおむつをごしごし洗うんですけれども、その大人のおむつがとっても臭かったので、手を消毒しようと思って、バケツに入っていたお湯に手を突っ込んでしまって両方の手を大やけどしてしまいました。もう大変だと思って医局に行って、「看護婦さん、やけどしました」と言ったら、当時の看護婦さんは十五、六人しかおられません。その看護婦さんが包帯を巻いてくださったんですけれども、もう手を握って痛いといったら、その指が曲がったまま包帯を締めて二カ月間治療をしてくださいましたら、やけどが治った時にはもう指が一本も伸びなくなって曲がってしまいました。それでとっても悔しい、悔しいと思って、もうおうちには曲がったままで帰れないと思っていましたけれども、上野清という警察官が、病気でもないような人が入園した時に、私はこの人を頼れば社会復帰できると思って結婚しました。そしておうちからも病気が治ったんだから帰って来なさいという手紙が来ましたので、二人でパスポートをもらって帰りました。けれども、私の手を見て両親が「もうこんなに曲がったんじゃ、治っていないんじゃないか」と言って、お客さんを呼んで、結婚祝いをする準備をしていたんですけれども、お客さんが来て「正子はどこか」というと「見物に行っていないよ」と言って、私はずっと押し入れの中でお客さんが帰るまで過ごしたことがあります。それが第一回の私の帰省でした。

上江洲　はい、ありがとうございます。宮良さんは療養所の中での生活やふるさとに対してどう思っていたのか、よろしくお願いします。

宮良　こういうことではなかったかなあ、というふうに思ってお答えします。入所の頃は帰れると思っていたのに帰れなかったですから、もう怖い。家族と離れることが怖い。親がいないことが怖い。小学校五年ですからね。就寝の時間になると、自分自身がものすごく心細くなって一週間ぐらい泣いたのを覚えています。入った時はそうでした。

まあ、子どもですから時間が過ぎていきますと、友達ができて遊びに夢中になります。愛楽園では当時、バレーや卓球が盛んで、少年舎に卓球台もあった。それで、大人の地区別バレーボール大会、相撲競技もあったので、子どもたちももちろん参加しました。結構、球技が盛んでした。それで気が紛れるというか、スポーツをして過ごすということが多かったです。ただ、あと八重山民謡が時々ラジオから流れてくると、アッと思って熱心に聴いて、特に子どものころはアンガマー（先祖供養の儀式）を追っかけてずっと見て回った方ですから、八重山民謡は結構耳が覚えていますので、八重山民謡が流れるたびに懐かしく感じて、思い出してホロっとしながらも、気持ちが落ち着くという気がしました。そういう民謡を聴いて気が落ち着くと。

それと、少年少女舎では結構規則正しい生活をしていまして、軍隊式とは言わなくても朝六時に起床して、何時からご飯食べて、何時から学校行って、帰ってきたら放課後ちょっと遊んで、何時になったらサッと寝ると、いうふうな、八重山にいた時は考えられない規則正しい生活をしていました。ただ、思い出したのは、二年もすると、ちょっと心に余裕ができてきたと申しますか、自分で鳥かごを作ったり、凧を作って揚げたりもしました。石垣におる時に、当時は正月の三が日でしたかね、「凧揚げ大会」がありました。それぞれが八角、四角いろいろきれいな凧を作って揚げて競う大会があったんですね。それに兄が作って七等に入選しまして、そういう覚えがあって、兄の凧作り、兄の鳥かご作り、見よう見まねで練習して作ったことがありました。そういうことを覚えていましたので、愛楽園でも作ったということがあります。放課後、石垣小学校の時にね、兄が七等になった格好いい凧をね、当時の石垣中学校のグラウンドで凧揚げをしてボロボロにして持って帰って、ものすごく怒られたのを覚えています。やっぱり八重山の美しい自然と街が好きだったということでしょうね。

上江洲　その時に帰ろうと思ったらどんな手続きがというか、帰れたんでしょうか。

宮良　いやあ、あのねえ、たぶん帰れなかったと思います。なんか理由があって、親が死んだとかね、当時やったら帰してくれたと思うんです。特別な理由がないとなかなか難しかったというふうに記憶しております。例えば、今でいう里帰り事業というのが当時、八重山の方で取り組んで、当時の入所者を一時的に八重山に帰ってきてもらおうじゃないかということがあれば、ひょっとしたら帰ったかもわからない。でもまあ、当時は差別と偏見がものすごくきついからね。今でもきついらしいですけれども。そういう状況だったら、おそらく僕は行くとは言わなかったかもしれない、あったとしてもね。でも、あったらよかったんじゃないかとは思う。

上江洲　はい、ありがとうございます。では、次に金城さんにも同じく園での生活などをよろしくお願いいたします。

金城　はい。私の時代はもう皆さんのんびり遊んでいるというか。一九八〇年に愛楽園に入所した時にはたくさんの八重山出身の人たちがいて、八重山郷友会というのが組織されていたんですね。そこで「もあい」をしたりとか、皆さん八重山民謡をそういう時に歌ったりする。やはり歌のうまい連中がいるんですね。非常に上手な人たちがいたり、三線も弾くし、そういうのを聞くと、やはり八重山を思い出してたのかなあというふうに思いますね。なかなかそういったことでは、ま、今でもそうですけれど、やはり八重山出身の人との仲というのはいいですね。あと、愛楽園というのは、今は全国一、ライフサポートっていうのが進んでいるんです。当事者の希望を、全てというわけにはいかないですけれども、かなえていこうということで、宮古とか八重山とか離島にも職員が付いて里帰りする、墓参りに出るとかしている。あとヘリコプターに乗ったりですとか、リムジンカーに乗ったりですとかね、いろんなことを今やっております。これまで皆さん長生きしてきて平均年齢が八四歳を超えています。長い人では八〇年を療養所の中で過ごしている人もいるんです。そういった人たちが長生きしてよかったと思えるような施設にしていこうということで、ここ五年ぐらい前から取り組んできて、今やっと軌道に乗ってきたというところですね。全国の見本になろうということで、厚労省主催の介護員研修も当園でずっとやっております。そういったことでは非常に進んでいる所で生活しています。

上江洲　ありがとうございます。金城さんは今もそうですが、お若い頃から自治会の活動に積極的にかかわっていらっしゃったようですが、自治会の活動にかかわる理由は何かありましたでしょうか。

金城　はい、自治会にかかわるようになったのはですね、入所してみたら若い人たちがたくさんいるんですね。私が入所した時には八〇〇人近くいたんですよ。その中にたくさん元気な人たちがいる。どうしてこういう人たちがいるのかなあと思ってたので、それでいろいろ調べるために自治会にちょっと勉強させてくれということで、自分から自治会に飛び込んだら、いまだに自治会の役員をしていますけれども。それから東京に我々の運動体の本部があるんですけれども、そこにも三年間行かせてもらって、そういったことで以来ずっとやらせてもらっているということです。

上江洲　自治会活動をされていて何か非常に強く感じていらっしゃることなどありましたらお話しください。

金城　はい。自治会活動をして、最近は啓発を強化しようということで、啓発を強化しております。昨年は九校で、今年度は一三カ所ですか、予定が入っています。既に済んでいるんですけど。子どもの時代から啓発活動をしている。小学校、中学校が対象ですね。出向いて話をさせてもらっています。そういった中で、今のまっさらな子どもたちに正しい知識を学んでもらおうと。この八重山に正しい知識がなかったというのも、啓発が非常に進んでいないというのがあるだろうと思います。今のハンセン病というのはそんな怖いものではありません。日本人が感染することはないし、八重山の人も感染することはないと思います。感染源がありませんので。沖縄県内、日本でも全て病気だった者は治癒しております。薬を飲んで治療している者は一人もおりません。そんなに怖い病気じゃなくて、インフルエンザより簡単に治る病気になっております。まず、ハンセン病にかかっても命にかかわることはほとんどない。ですから、そういったことでは偏見差別を受けるようなことはないと思います。正しく理解していただければ幸いだと思います。

上江洲　はい、ありがとうございます。一方で、園の外、特に八重山の社会が当時どうであったかという、そのあたりの話を大田さん、お願いできますか。

大田　園内の方たちや患者の家族会のことですか。ハンセン病患者を出した家族からは、自ら進んで私たちの家族からハンセン病患者が出たとは口が裂けても言えない。いろいろな所から情報が洩れて、あの家はハンセン病血統の家だよ、この家はこの病気が出た家だよと噂される。そんなことで、結婚できなかったり破談になったりした。それから、子どもがいじめにあったり、差別等いろんなことが起きたわけです。園にいる親兄弟に会いに行くにも距離的に遠く、また、経済的にも貧しかった。沖縄返還以前の八重山は貧しくて、なんといいますか、江戸時代に近いような状態の生活をしていた。山から薪を取って来てかまどで飯を炊く、井戸から飲料水を汲んだり、天水を甕《かめ》に貯めて使用した。私が本土にいた時、そんな話をしましたら、「大田さんは江戸時代の人ですか」と笑われた。街灯もほとんどない、闇です。離島へ行けば行くほど石垣よりもっとひどい状態でした。そんな所から、船やバスを乗り継いで愛楽園や南静園、本土の施設に行くというのは大変経済的に厳しい。パスポートを取って会いに行くというのはほとんどないと思われます。会いに行くにも家族や親せき、近隣に知られないようにこっそり行ってすぐ戻ってくるとかそういう状態でした。宮良正吉さんの例ではないですが、学校検診で分かると、先生が「学校を休みなさい」といって、すぐ沖縄や宮古に入園させられる。突然、神隠しにあったように学校からいなくなる。友人が訪ねても親は口ごもり行き先を教えない。口が裂けても言えない。母親の気持ちも大変ですが、絶望の淵に立たされた本人も大変ですよね。私は八重山のハンセン病施設のあった場所や伝承の地はほとんど巡りました。沖縄本島や多良間島を巡り、宮古島へ行きましたが、病気のため狩俣で中止となりました。ですから、だいたいの所はわかるつもりです。患者たちは差別され、村はずれでひっそりと隠れて住んでいました。明治の頃までは、村人と行き来して魚や野菜、豆腐などを交換していました。しかし、「癩予防法」が施行されると、恐ろしい病気だと人々の意識に植え付けた。警察による収容、消毒液を家中にまき散らすのを見た人たちにますます恐怖感を与える。指が曲がったりさまざまな後遺症も人々に恐れを抱かせた。そうして、園内に隔離収容された人たちの扱われている情報は園外の人は何一つわからない。私自身が熊本の菊池恵楓園や鹿児島の星塚敬愛園を訪れて、初めてその実態を知りました。上野さんたちの新婚生活が畳あれ何枚ですか、を四つに区切って四組の夫婦が生活する。こんなの私たちわからないじゃないですか。だから、島から送り出した人たちや、家族がそんな生活状態なんて絶対わからなかったと思います。

上江洲　はい、ありがとうございました。実は、開会から三時間たっていて、そろそろお尻が痛いかなと思うんですけど、ここで五分間の休憩をいたします。ちょうど四時からまたスタートします。よろしくお願いします。

（休憩）

上江洲　それではそろそろ再開をいたします。お三方に質問です。ふるさとに帰省されたことがおありだと思いますけど、その時、どんなことを感じましたか。周囲の皆さんは温かく迎えてくれたでしょうか。その時の感想をお話しいただきたいと思います。上野さん、よろしくお願いいたします。

上野　私は最初にふるさとに帰った時は、ちょっと気兼ねがありましたけれども、今日ふるさとに帰ってきて弟の子どもたち、姪たちが、「お父さん、お母さんのお墓参りをしよう」って言って、ごちそうを作って、墓参りをしましたので、もう何も思い残すことはありません。姪たち、甥たちがこのように私を理解してくださっていることを感謝しながら、明日、帰りたいと思っております。本当に家族がこのように喜んで私を迎えてくれたということは、何ものにも代えがたい喜びです。七八年間、九年間、療養所の中だけで生活しておりましたけれども、もう何の悔やみもありません。一〇〇歳まで頑張って、啓発活動で頑張りたいと思っております。

上江洲　はい、ありがとうございます。しかし、話はこれで終わりではありませんので。それでは宮良さん、お願いいします。

宮良　一回目は菊池恵楓園に転園する時です。岡山県

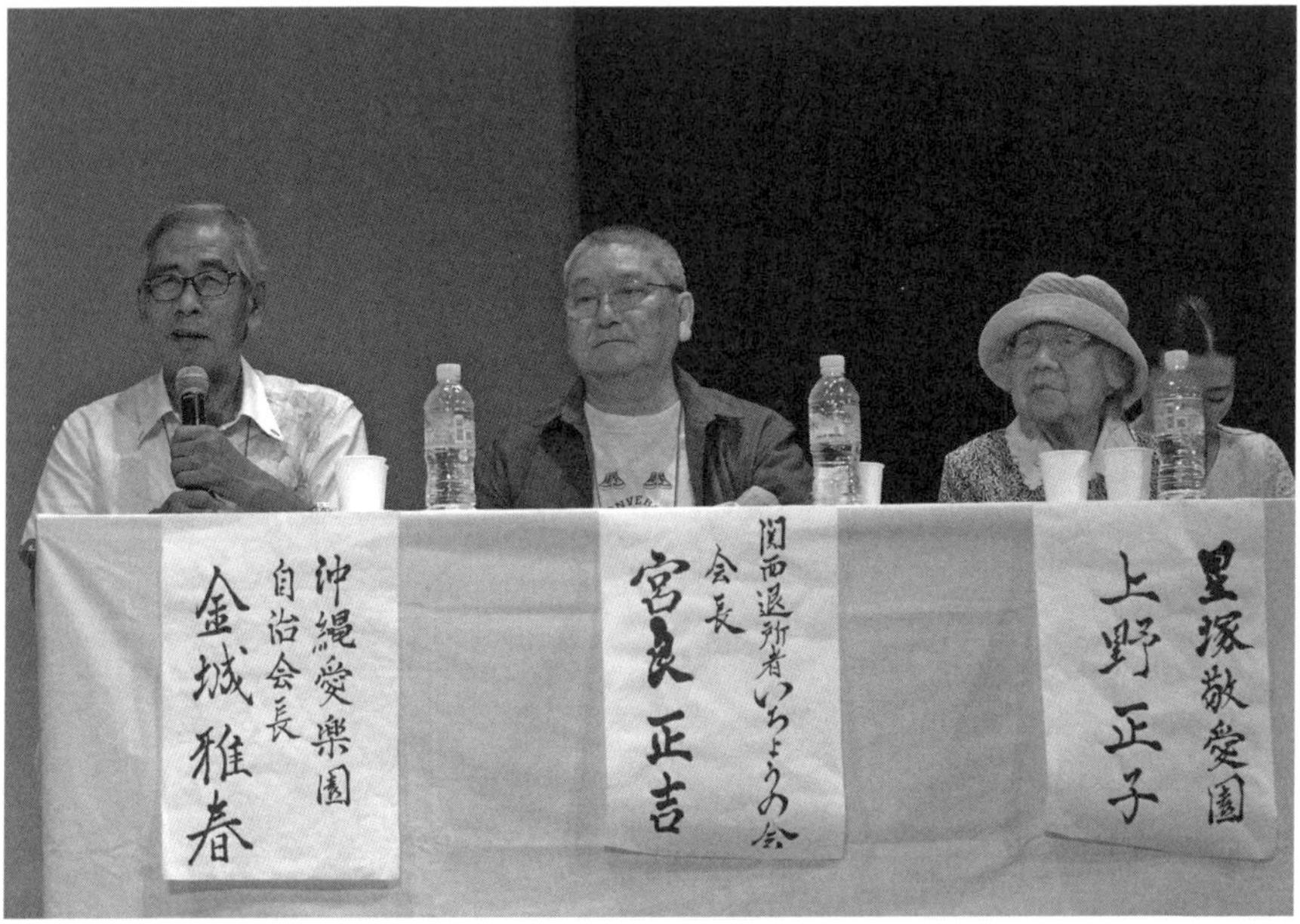
沖縄愛楽園
自治会長
金城雅春
関西退所者いちょうの会
会長
宮良正吉
星塚敬愛園
上野正子

の長島愛生園にある高等学校を受験するために、中学二年を修了後、パスポートの手続きをして本土に渡るのに、一度、母親がいる石垣島に帰りました。その時は誰にも会っておりません。もう会う勇気がないというか、「お前、今なにしてんねん」と聞かれるのが一番怖くて。それで、誰にも会わなかった。だから母と家族に会って帰りました。これが一回目です。

二回目の時は、岡山県立邑久高等学校新良田教室の二年生の時に帰ってきました。この時は親がおりました。その時、二人の方に会いました。一人は、愛楽園にいた時にお世話になった方が病気が治って、石垣に帰って来ていたんです。石垣に帰って来た時には電話をくれ、と言われていたので、電話をしたらちゃんと会ってくれて、一緒に食事をしました。

二人目は、石垣小学校の同級生で、安坊（愛称）の家が近所だったからね。一番親しく遊んでた親友でした。きょうチラッと家を見に行ったら、家がありませんでした。家がなくなっていて更地になっておりました。彼が亡くなったことは四、五年前に聞いたんですけれども、残念です。まあ、あの時会って彼が非常に喜んでくれて、同じ高校生やったけど、酒飲みました。あの頃、高校生が大きな顔して飲んでましたよ。一口だけでよかったんやけど、僕もまあまあ好きな方ですから。そんな思い出があります。
三回目の時は、結婚して一九七八年。七〇年の大阪万博の年に結婚しましたから、子どもが二人おりまして、三歳と六歳。妻にも石垣島を見せたいし、子どもにも見せたいし。ということで、夏休みだったと思うんですけれども、家族を連れて八重山、石垣島に来たことがあります。その時にタクシーを借り切りでずっと案内してもらった。一番子どもが喜んでくれたのは、浜辺に行くとね、いろんな見たことがない貝殻がある。ぼくは石垣島出身やから、あ、懐かしいなという思いで見てたんですが、子どもは喜んで、珍しい貝殻がいっぱいあるから。それを拾って当時通っていた幼稚園にお土産としてたくさん拾って帰った思い出があります。そんなとこでしょうかね。で、その当時ね、今覚えているのは川平湾から北へ上がったところに有名な俳優の別荘がありましてね。タクシーの運転手の説明でした。ものすごい豪邸で赤い建物があったのを覚えています。
その頃すでに、母親や兄姉は那覇に移り住んでいました。石垣島に親がおればいつでも帰れたんじゃないかなという気はあります。以上です。
上江洲　はい、ありがとうございます。金城さん、お願いします。
金城　はい、どういうことかというのはなかなか難しいんですが、私の場合は意外とそういうのはなくて、のんびりとしていましたので。同級生も親戚もみんな私が愛楽園にいるということを知っていたんです。そんなに隠したりしていないし。愛楽園に入っても、中の連中、友達と、首里の友達とかもいたりしてですね、しょっちゅう園から出歩いていたんです。そんなに気にならないことで、そういうような生活をしてるとですね、意外と園内だけじゃなくて園外の人ともずっと交わってみようと思っていたので、そんなに帰って来るにしても気にならないというか、気にしなかったというんでしょうか。帰って来たら同級生とか、友達に会いに行ったりとかしていましたので。今でもそうですが、気楽に会いに行ける。我々の年代はあまり気にしないんですね。若い人たちは。以上です。
上江洲　はい、ありがとうございます。それから「らい予防法」が廃止されて、国賠訴訟で原告が勝訴された。上野さんもとても頑張られたんですけれども、そして国が謝罪した。それからもう二十数年たっているんですね。現在のご自身の状況と八重山についてお話しいただきたいと思います。上野さん、お願いします。
上野　私は国賠訴訟の第一次原告として立ち上がりました。その時、先ほどお話しくださった弁護士の徳田

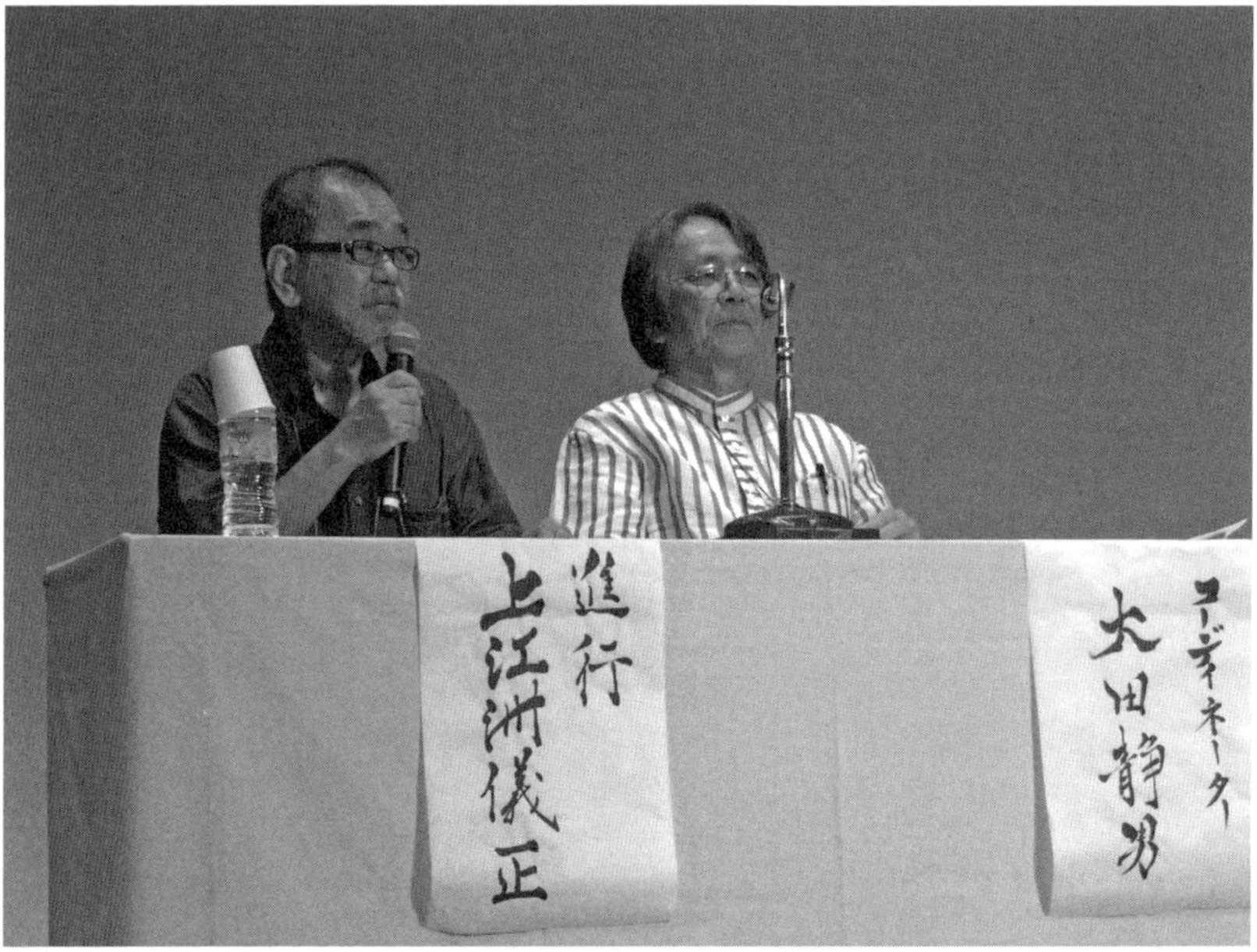

先生が裁判に立ち上がる原告を探しにおいでになった時に、園内ではもう裁判の原告に勧めに来る人たちをみんな拒絶するといって裁判関係者の人は立ち入り禁止という札が、もういっぱい敬愛園には旗が立っておりました。その時に先ほどお話しくださった徳田弁護士がどうやって園内に入られたのかわかりませんけれども、園内に入っておられたようです。窪田さんという亡くなった、大島の方ですけど、共産党の。私はその時は本名でなく、「やえちゃん」という名で生活しておりましたので、その方が「やえちゃん、やえちゃん、弁護士を隠しているから今日はご飯を炊いてきてくれんか」と言うて私に頼みがありました。私も弁護士の先生というのは見たこともないし、いっぺん見てみようかなという好奇心もありましたので、おかゆを炊いて飯ごうに小さく入れて、漬物も入れたか、梅干しも入れたか、今は覚えていませんけれども。その窪田さんのおうちに行って「先生、弁護士の先生ですか?」って言ったら、ベッドの下から汚れた下着を着たような人が「はい、弁護士です」というので、「本物ですか」と聞きました。「弁護士です」とおっしゃったので、「ここの主はどこにいらっしゃったんですか」と聞くと、「朝、新聞を配りに行って、やがて帰って来ますよ」とおっしゃった。疑っていましたけれど

も、「これ食べてください」と言って、おかゆのような重湯のような、あまりおいしくなさそうですけど、弁護士の先生を初めて見たいという気持ちもありましたので、「先生、これ食べてください」と言って、小さな飯ごうに自分で作ったあまりおいしくないおじやみたいなものを差し上げたことがありました。その先生が今ここでお話しくださったような原告第一号の弁護士の先生で、本当に闘ってくださったおかげで、私は命の恩人だと思って先生を尊敬しております。第一回目に育ててくれた、小さい時に育ててくださった徳田祐弼先生は、入園者の総代だったんですけれど、第一のお父さんは徳田、渡久山という人が徳田と名乗って回春病院から来てくださった先生が私を育ててくださいました。沖縄に引き揚げるまで、その徳田さんにお世話になったんですけど、その後、弁護士の徳田先生には本当に命の恩人だと思って今も尊敬しております。先生は本当に苦しい時、助けてくださった御恩はもう一生忘れることができません。それから、内田先生もいらっしゃっているようですけれども、内田先生の奥様、内田先生にも大変お世話になりました。みんなが反対している時に立ち上がっても裁判に負けたら死ぬ覚悟でおりましたけれども先生たちのおかげで勝訴しましたので、このように九〇歳を過ぎても長生きしております。私の同級生はみんな亡くなりましたけれども、私は語り部として長生きしなさいと神様が言って生かしてくださっているんじゃないかと思ってしばらく学校で講演を続けておりますが、皆さんに助けていただいたことを忘れることなくいろいろな場所で講演をしたいと思っております。本当に今日はありがとうございました。

上江洲　どうもありがとうございました。それでは次に宮良さん。宮良さんは今、いちょうの会の会長でいらっしゃいますけれども、「らい予防法」が廃止されて国賠訴訟で勝利して、そして現在、お名前を出されていちょうの会の会長をされていますが、そこに至るまでのお話を私はお聞きしていて興味深かったんですが、その話をお願いできますでしょうか。

宮良　はい。らい予防法違憲国賠訴訟で原告勝利したのが二〇〇一年ですね。その時ちょうど私は印刷会社に勤めておりまして、その時テレビを見ました。当時、国会に興味がありまして、国会での質問、三人やったかな、その質問の中で、らい予防法違憲国賠訴訟で原告が勝利した熊本判決について、政府は控訴を断念すべきだがどうか、との質問でした。それをテレビで見て、その原告の方たちが、大先輩の宇佐美治さんもそうですけれども、私が岡山の愛生園にいた時に頑張っておられた方々がね、顔と名前を表に出してやっているんですね。頑張っている。高校入学時の同部屋だった西村時夫さん、沖縄の金城幸子さんも私の先輩。愛楽園、新良田教室の先輩ですので、頑張ってる。そういう先輩や後輩がたくさんおられました。それで涙が出てきました。僕は絶対負けると思っていましたから。だって控訴を断念すると思っていなかったですね。ところが、徳田先生が控訴断念へ向けて各党への働きかける姿のテレビ放映を拝見して、非常に頑張っている姿を見まして、これまでにも増して、弁護団の方々を、今、本当に大大大尊敬しております。

僕はその時は原告ではありませんでした。むしろ寝た子を起こすなよ、というふうな立場でした。だからそういう先輩たちの姿を見て涙ぐんだのと、勝利したのを見て、僕は初めて励まされたというか自分の過去について向き合うことができるようになりました。隠すのではなく、正面から自分の生きてきた過去、ハンセン病元患者としての半生、それを振り返る機会を与えてくれたことに感謝しています。

いちょうの会は現在二〇人ほどおりますが、誰でも語り部はできるんですよね。自分の過去を語るのは辛いですけれども、それはしゃべることはできます。きちんと「ハンセン病問題」をしゃべれと言われると僕はできないけれども、自分のハンセン病回復者として生きてきた過去は語ることはできる。そのことによっていくらかでも聞いた方々にハンセン病問題のことについて正しく理解とまではいかなくても、理解していただき、あるいはその入り口のきっかけが作れたらいいなあという思いでやっております。で、いちょうの会の場合は、二〇〇一年に勝利と同時に結成しましたから、その中に原告の方もいるし、自分の過去を語るということで今、一〇人くらいの方がいろいろな場所に行って、教職員を前にしてとか、あるいはお寺さんに行って話をするとか、あるいは医療関係の所に行って話をするとか、そういうことをやっております。年間多い時で八〇回、少ない時で五〇回くらいはあるんかな。そういうふうに自分たちが無理をせずに、できることをするという形で、現在いちょうの会はやっております。

上江洲　はい、ありがとうございます。金城さん、質問です。国賠訴訟のこと、またそれ以外のことでもお願いします。

金城　裁判については我々も参加して、愛楽園の原告団長として先頭に立ってやってきました。沖縄では一九九九年、第七次提訴から参加しております。そういう中でいろいろとやってきて、一二月だったので、その翌年一月に原告団を結成して、原告を募集しております。愛楽園の場合は公会堂で公開で説明して、公開で手続きしてもらうことをやってきたので、ほかの園と同じような轍は踏まないということでやってきました。だから、全て誰が原告なのかわかるという方式でやっていこうという方針でした。金城幸子さんが副団長として一緒に頑張ってきたんです。提訴する日の夕刊に記事を出すということで、出してくれということを新聞社に言って、わざわざ名護支局に行って写真撮ってインタビューしてもらって顔を出してこの裁判に参加しているということを書いてもらった。なぜ顔を出したかというと、顔を出さない裁判をしたって世間は誰も見向きもしないだろうと。やはりそういう運動に対しては誰が原告なのか、どういう人が原告なのかということで支援の輪が広がっていくだろうし、何もわからないのではなかなか広がっていかない。そのおかげで沖縄でも支援の団体が二、三立ち上がりまして、大変助かっている。いまだにそういうつながりができています。そういったことでは非常によかったなあと思うし、やはりこの裁判では先ほど宮良さんが言っていたように、寝た子を起こすなという人も結構おりました。私は自分で愛楽園に入ってきたんだと、強制収容されてないと、愛楽園がなければ私は今まで生きてなかったという人、世話になって今生きているんだという人たちがたくさんいたんですが、しかし、皆さんは愛楽園に来るということは、愛楽園以外では生活できなかったから来たんでしょう、と私は思ったんですけどね。そういうふうにして、原告の参加を解きほぐしてきて、愛楽園では全国の一三園ある国立療養所の中ではトップの原告率です。たくさんの人たちが原告になって原告勝訴という結論をもらったわけですけれど。その後もですね、退所者の皆さんとも一緒に話をして、那覇にも通って退所者の皆さんとの話をしながら、退所者をどう広げていこうか。なかなか皆さんの話にあった通り、退所者は隠れている人が多い。特に沖縄は多いんですね。八重山もそうなんですけど。やはり、隠れてないで皆さんが出てきて堂々と歩けば怖くない、みんなで渡れば怖くないということでやってくれればいいと思うんですね。隠れているから怖いもんだというイメージを皆さん持っているんだと思います。しかし、周りの人たちが温かく迎えてくれれば、ハンセン病の回復者の人たちはもっと楽しい人生になるんじゃないかなと思います。そういったところでは、この裁判でも判決にあります通り、今ではもう治る病気になっています。特効薬ができていまして世界中で同じ薬が使われています。そういったことで怖い病気じゃありませんので、ぜひ今までの知識が間違っていたら直していただければと思います。

上江洲　はい、ありがとうございます。時間も押してきましたけども、これからは八重山がどうなのかということにお話を結びつけてまいりたいと思うんですけども。これまでの皆さんの体験を踏まえてですね、八重山にハンセン病療養所は必要であったか、必要でなかったたか。上野さんからお答えいただきたいと思います。

上野　八重山には療養所は必要であったと私は思います。本当にハンセン病になった方々は苦しい思いをして、愛楽園に収容された時の姿を思うと、本当に八重山にも療養所があったほうがよかったんじゃないかと、今でもそのことが悔やまれてなりません。私も八重山に療養所があったらこんなに七九年間、鹿児島で過ごすこともなかったんじゃないかと思っております。鹿児島に七九年間、生活をしておりますけれども、鹿児島弁が一つもわかりません。ただ療養所の中だけで生活しておりますので、標準語ではみんなと話はします、鹿児島弁のことはわかりません。鹿児島で七九年間生活をしておりましても本当の鹿児島の言葉がわからないのが少し引け目を感じながら生活をしております。本当に私は長生きして良かったと思っております。亡くなった同級生の分まで本当に偏見差別のない社会を願いながら、一〇〇歳まで生きて各学校で啓発活動の講演をしたいと思っております。一年、毎月毎月、毎週毎週、各学校で講演をしておりますけれども、今年はまた少し暖かくなったら、北海道に来てくれんかということです。北海道は一度行ったことがありますけれども、今度また北海道大学のほうからも招待とかありますので、元気を出して行きたいと思っております。おいでくださいましたことを心から感謝しております。ありがとうございました。

上江洲　ありがとうございます。きょうは市長も見えていますので、八重山のほうでもぜひ講演会を企画していただきたいと思います。どうぞよろしくお願いします。上野さん、ありがとうございました。では、宮良さん、よろしくお願いいたします。

宮良　はい。慢性疾患を対象として長期に及ぶ入院患者を治療する医療施設として必要だったと思います。ハンセン病患者の不幸は『月刊やいま』にも載っていますが、国が誤った絶対隔離政策をとったということにあります。ノルウェーのようにハンセン病患者の症状に応じて治療をする、そういう医療であればしてほしかったです。「らい予防法」は患者を隔離するだけでなく、ハンセン病患者への医療も療養所の中に隔離しました。一般医療機関で後遺症の治療ができない状態が現在も続いているのは、このためです。これもまだハンセン病問題が解決していない部分ですね。これまだ残っておりますが、そのために退所者も苦しんでいるという現状があります。

もう一つ、行政の関係ですが、厚生労働大臣に提出している二〇一〇年六月のハンセン病問題に関する検証会議の提言に基づく再発防止検討会。これ長くて舌をかみそうですけれども。この報告書では、医療基本法の制定を提言しております。もう一つは疾病を理由とする偏見差別を克服するシステムの構築を強調しています。そうしたことも提言として出されていますので、国の動きは見えませんが、それも教訓にして、ぜひこの八重山の啓発活動に生かしていただきたいと思います。

上江洲　はい、ありがとうございました。では、金城さん。

金城　はい、まあ八重山に療養所が必要なのかという話なんですけど、私の年代からすると必要なかったなあと思うんです。というのも、この時代になって医者や医療関係者がいないというのが現状なんです。ほかの一三園も。こういう小さいところまで医者が回るのか、と。今、宮古島でも医者がいないという状態なんです。南静園でも。そういうのを見ていると、やはりなくてよかったのかなあと。やはり大きい所に集中して、高度な医療ができてよかったかなと思います。そういったことでありますけれども、また遠くまで出かけるというのも大変負担がかかるんですけど、身近にいたということで身近ということで偏見差別があっただろうし、そういったことを考えると、なくてよかったかなというふうに私は考えます。

上江洲　はい、ありがとうございました。金城さんの時代と、また上野さんの時代とは違うと思いますけれども。あの、伊波敏男さんの作品に『花に逢はん』という作品がありますけれども、その中に次のような場面が出てきます。

沖縄の愛楽園では映画を観る時にその都度、職員専用席の消毒がなされた。ところが鹿児島の星塚敬愛園に行くと、近隣の住民が入園患者と並んで映画を観ている、この違いは何なんだ、と。愛楽園では誰も入ることはできなかったけれども敬愛園では近くの人たちが一緒に映画を観ていると。伊波さんは敬愛園にいた時に、石垣八重夫さんという方に世話になるんですね。お名前からしておそらく八重山出身だと思いますけれど、その石垣八重夫さんが次のようなことを言います。「ここの地域の人は貧しい。映画を観るとなれば療養所にだって行くんだ」と。そしてこんなふうに言います。「ハンセン病は恐ろしい病気だと教え込まれた知識など、日常不断に接し、時間を重ね合えば消えてしまうものなんだ。生きた人間の知恵のほうが、与えられた情報などより勝っているからね」。つまり、身近に接していれば壁は越えられる、というわけですね。さあ、そこらへんも踏まえて大田さんに一つ、お聞きしたいと思います。

大田　難しい話ですね。ハンセン病の施設があれば問題は解決するか。医療施設が充実していたならば、隔離政策、療養施設は必要なかったと思います。離島において療養、医療機関はもっと充実した方が、人々の負担とかいろんな面でよかったと思います。隔離政策によって、中に閉じ込められて、結婚の条件が断種や堕胎とかいうような非人間的な療養所は全く必要ない。今、施設があれば交流はできる。けれど、交流によって啓発活動が本当に人の心の中まで届いているか。宮古の共同代表の知念さんから伺った話は衝撃でした。施設があれば偏見がなくなるか、疑問に思う。なぜかと言うとグラウンドゴルフとかいろいろな大会に出て、自分がハンセン病の話をしたら、みんな納得する。ところが、一歩会場から外に出ると「でもね、でもね」と言っている。だから、これは施設の有る無しの問題ではないんじゃないか。もっと人の心に踏み込んでいかなければ、これはどうしようもないじゃないかと嘆かれ、胸の内を明かされました。本当に療養所は必要かどうかは時代や世代によっても違うだろう。現在のように医療機関が充実し隔離政策は廃止され、家族と生活しながら医療機関にかかることができていたら、療養所は全く必要ないと思います。

上江洲　はい、ありがとうございます。今の質問と関連すると思いますけれども、ハンセン病問題を解決するために、八重山の外から皆さんはご覧になっておられるんですけれども、八重山地方に今、何が必要だと思いますか。上野さんからお願いいたします。

上野　私はもう七九年も島を出て鹿児島県に住んでおりますけれども、八重山に住んでおられるハンセン病回復者の方々が本当に気兼ねなく生活できることを望みながら敬愛園でそのことを祈っております。本当にハンセン病はうつる病気でもないので、なぜこんなに嫌われた病気なのかなと思うと残念でなりません。でも、プロミンという新薬が出た時からも恐れる病気にもなっていないんですから、皆さんも、元ハンセン病であった方々を温かく迎えてくださいますようお願いいたします。石垣島でもハンセン病になった方々が、もう回復して生活しておられますけれども、大手を振って生活できるように皆さんが助けてくださいますように、私はそれを願いお祈りしております。皆さん、こんなにたくさんおいでくださいましてありがとうございます。

上江洲　はい、ありがとうございます。宮良さん、お願いします。

宮良　はい、二〇一一年にも市民学会が開かれた時にオプションでしたけれども石垣島に来ました。その時も非常に差別偏見がきついと回復者の方から言われているんですね。僕の新良田時代の同級生もおりますけれども、電話入れても出てきてくれませんでした。友人として会いに行けば会ってくれて話ができるんですけれども、こういう場に誘うということはなかなか大変、ということがありました。この二〇一一年の時もそうだったし、今も変わりないと聞いて、僕もこれではだめではないかと思っていて、やっぱり、この一九三八（昭和一三）年、一九四四（昭和一九）年、一九四九（昭和二四）年の「無らい県運動」の中での八重山収容、僕の愛楽園でお世話になったさきやまおばさん、「やいま」の連載にも出てきますけれども、この時代に大切にしてくれたおばさんですが、そのおばさんは一九四九（昭和二四）年に収容されたんです。「とぅばらーま」が非常に上手で、僕が歌っていると、必ず歌ってくれたんですが、涙ぐみながら歌うんですよね。その涙が何だったのか。一つは子どもを三人残したまま来たという思いが涙になったのかもしれませんが、先ほど説明があったようにね、八重山収容というこの収容のあり方、ごみ取り扱いという問題ですね。これを今の時代から見て、ああ、人間として扱わなかったなというふうに思って反省していただければ、僕はこれからの取り組みがものすごく本気でやっていただけるんじゃないかというふうに思っていて、そう意味ではぜひ今の行政を担っている方が謝罪してほしいという思いが私は強い。あのおばさんの涙を思い浮かべれば思い浮かべるほど、あの屈辱が心に伝わってきて、そんな感じがいたします。それが一つです。

一つはですね、啓発の問題ですけれども、本気で取り組んでいただきたい、と。そういう偏見・差別の状況に変化が出てくれれば、ハンセン病問題への理解が増えてくれれば、本人も勇気が出てくると思うんです。そうした名乗りやすい社会環境を行政のほうで作っていただきたい。

もう一つ、聞いたことですが、退所者は七五歳を超えておりまして、後期高齢に入っております。今、行政に何を求めるかと聞いたら、やっぱり介護施設に入る時に、後期高齢者ですからいろいろ病気が出たりしますよね、後遺症を持っていることもありますけれども、そういう時に安心して入る、利用することができる、つまり安心してというのは、差別と偏見のない状況を作ってほしいというふうに切々と言っておりました。行政の方にそういう形で回復者が利用できるように、そういう施設にしてほしい。

そしてもう一つが、協力医療機関ですね。今、後遺症だけでなしに、いろいろな病気が出てきますので、こういう後遺症も含めて専門医に相談すればいろいろ協力もあると思いますのでぜひ。そして治療してもらえる協力病院を作って増やしてほしい。これ離島も多いですから。離島に一つずつ作るのが一番いいんでしょうけれども、そうでなくても数を増やしていただきたい、と言っておりました。以上です。

上江洲　ありがとうございます。今、具体的な提案がございましたので、ぜひお考えいただきたいと思っています。では、金城さん、お願いします。

金城　はい、そうですね。ハンセン病問題解決のために八重山地方に何が必要かというと、宮良さんも言っていた通り、やはり啓発が一番優先するだろうなというふうに思います。療養所が身近にないということで、ハンセン病について知識がない、あまり流れてこないということもあろうかと思います。ぜひ機会を作っていただければ、私も宮良さんも出てきますので、ぜひとも小学校、中学校、高校、それから老人クラブ。そうした高齢の人が一番問題なんですね。「無らい県運動」をやってきた年代の人、戦争に向かってハンセン病を排除していこうという、強制収容した、そうした運動をした人たち、「無らい県運動」と言いますけれども、その人たちが非常に頭の片隅に何かしらハンセン病は怖いものだという記憶が残っているようで、それを変えていかなければならないと思います。私も盛んに老人クラブに出向いて行ったり、また来てもらったりとかして話をしています。そういったことで正しい知識を身につけていくというのが一番いいんだろうと思います。まあ病気についてはですね、ハンセン病だけでなくて、エイズもあるしいろんな病気もやはり正しい知識を持つ、見解を持つということが重要です。ぜひとも機会を作って、市長さん、ぜひとも小学校、中学校で。高校は県がぜひとも機会を作ってください。私、出向いてきますんで。今、一昨年から沖縄県と一緒になってですね、学校に年間計画を発送して、希望の学校を募っております。来年も二月か三月ごろ、また募集をすると思います。その機会でもよろしいですけれど、その前でも結構ですので。そういうことで当事者から話を聞くのと、第三者から聞くのとではまた違うと思いますので、子どもたちの真剣さが違うと思いますので、ぜひ機会を作っていただければと思います。だいたい授業時間でやりますので、四〇分から四五分の授業時間でやっていきます。今週も木曜日に伊江島に行ってきました。伊江島中学校に。離島も行くんですよ、日帰りで。ハードですけど。しかし、そうしないとですね、まだまだ沖縄の偏見差別というのは変わっていかないということがあります。みんなでぜひとも変えていこうと思わないでしょうか、みなさん、いかがでしょうか。（拍手）。ありがとうございます。今日ここで、こういうふうにしてハンセン病市民学会が開催された意義を将来に残していきましょう。

上江洲　はい、ありがとうございました。時間ももうあと一〇分になりましたけど、お互いに質問があったり、あるいは言いたいことを、もう一巡だけ。上野さん、宮良さん、金城さん、そして大田さんに一言ずつお願いしたいと思います。よろしくお願いします。

上野　私が各学校で講演をする時に必ず二、三人の子どもの机が空いております。その時に「今日は机が空いておりますが、今日は欠席ですか、病気ですか」と先生に聞いたら、おじいちゃんとおばあちゃんが「あんな汚い病気の話を聞いたらいけんよ」と言って、その子は欠席しているんです、という説明がありました。絶対に私たちは汚い人でもないし、敬愛園はきれいな所だからいっぺん敬愛園に来てください、ということを私は強く要請しました。すると、休んでいる子どもの親とおじいさんとおばあさんが訪ねて来てくださいました。私が砂糖てんぷらを作ってあげますと「おいしい、おいしい」と言って食べてくださいまして、今はもう家族以上におじいさんもおばあさんも自分の孫を連れて私の家に訪問してくださいます。あまり訪問者が多いので、私はもうそれに応えられないので、今日は具合が悪いですといって入口の方に紙を張っていたら、顔だけでも見たいわと言って入っていらしたら元気ですから、訪問客が絶えないんです。そしたら園長先生が「園長と書けば効果があるよ」と言って私の家の入り口に「園長」と書いて「体調が悪いので、来ないでください」と張り紙がされてありますけれども、やっぱりてんぷらが好きな方々はよく家に来てくださいます。私も喜んでてんぷらを作って各学校とかお客さんにあげております。今日また来てくださった私の姪たちも、「おばさんは何が一番欲しいの」というから、「てんぷらの粉が一番欲しいよ」と言ったら、材料を送ってくださいますので、何不自由なくお客さんを歓迎しております。てんぷら作りが私はとっても大好きで、みんなが喜んでくださいますので、お客さんで毎日満員です。ありがとうございました。

上江洲　ありがとうございました。次は宮良さん、お願いします。

宮良　この前、八重山にも相談窓口があるということを初めて知りまして、それは、まあ調べてもらったんですけれども、県の福祉事務所が窓口だと。遠慮せずにどんどん利用してほしいと思います。

最後に、やっぱり家族も含めた回復者の会をぜひ作ってほしいな、と思います。やっぱり、話し合えば、何でも話し合える状況の会を作れば、むしろ励まし合えるだけでなく、いろいろと意欲も出てきますし、いろんなことの勉強にもなりますし、何よりも自分らの思いを市に伝えたり、支所に伝えたりということができるようになりますので、そういう意味でもぜひ回復者、家族も含めた、あるいは支援者を含めた会を作って元気を出して頑張ってほしいな、と思います。以上です。

上江洲　ありがとうございます。では、金城さん。

金城　はい。時間も迫っていますので手短かに。そうですね。回復者の皆さんも頑張って大手を振って歩いてください。誰もハンマー持って追いかけてこないですから。それはさておいて、本当に今、ハンセン病は普通の病気になっています。一般の病院でも診察ができるようになっています。それも保険診療で薬が出るようになっています。無料です。WHOによって全世界で無料で薬が出るようになっていますので。といっても今は投与する必要がないですけれども。愛楽園でも病気の治療をしている人はおりません。もちろん後遺症の治療はします。後遺症の治療もありますが、しかし今はハンセン病っていうよりかは一般の成人病、皆さんがかかるような成人病、高血圧とか糖尿病とかね、やはりハンセン病療養所でも一緒です。そんなに皆さんと変わったような病気にはなっていません。ですから、これから高齢になっていくと、一般の病院にどんどん行ってくれるといいかなと。また、愛楽園や南静園とかで勤務したドクターが一般の私立の病院にたくさん行っています。ですから安心して一般の病院にかかればいいと思います。そんなに遠慮することはない。医療機関はそんなに偏見差別を持っていません。回復者の皆さん、どんどん利用してください。いっぺん行ってみればそんなに怖いもんじゃないということが分かると思います。沖縄でも平良仁雄さんという本名を明かしている人がいます。この方も一般病院に通っています。最初のうちは「怖い、怖い」といって那覇から愛楽園ばかり通っていたんですけど、まずは一般病院に行ってごらんということで行かせたら、「あそこは上等だった」ということで、みんなも最近、愛楽園に来なくなった。それぐらいやってみればどうってことないんです。で、いまご承知の通り、いろんな障害を持った人たちがどんどん一般社会に出てきています。一般社会で生活しています。石垣市にも作業所がありますね。自立センターも石垣市にありますね。そういったことで、いろんな障害者とも付き合っていければ面白いです。私もやはり同じ障害者として社会の問題を考えていこうということで、いろいろとその人たちと行動したりしています。沖縄県では健常者も障害者も共に助け合いながら生きていこうという条例ができているんです。分かりますか。知っている人。あ、市長は知っていた。さすがですね。ま、そういうのがありますので、みんなで生きていけるような世の中にしましょう。ありがとうございました。

大田　私はこれ以上言うことないですね。去年でしたかね。宮古の知念さんと中学校でハンセン病の話をしましたが、生徒たちはハンセン病について全く知らなかったですね。私たちも言葉をかみ砕いてわかりやすいように心がけましたが難しいですね。実は私、戦跡巡りの講師を務めていますが、小学生や中学生を連れて避難所跡に行ったりして、かまどや井戸跡などを見せますが、今の子どもたちは、かまども井戸も知らない。ですから、その説明をするのに四苦八苦しています。ハンセン病の啓蒙や啓発にはもっと人の心に伝わるような言葉で説明する必要があると痛感しています。先ほど、第三者より当事者がいいと話されました。確かにそうです。ですから、当事者や八重山出身者を招いて啓発活動ができればと思います。特に趣旨を理解し協賛や後援をいただきました団体に活動をお願いしたい。特に老人クラブにはハンセン病に対する理解が足りない会員が多い。そこで、金城さんのような方を招いてお話をしていただく、婦人会、青年会にもぜひお願いしたい。小中高はハンセン病に対する偏見や差別意識など全くないです。しかし、ハンセン病回復者に対する誹謗中傷の文書を見ていますと、八重山の子どもたちもその影響を受け、そのような持ち主になりかねない。ですから、児童生徒にきちんと啓蒙しないといけない。教育委員会にはぜひ頑張ってもらいたい。それから、回復者の皆さんに私が言うのは大変失礼かと思いますが、もうちょっと勇気を出していいんじゃないかと思います。自ら進んで、国の政策は間違いであった。誤った知識や認識には間違いであると教えることも大切ではないかと思います。私自身、先ほどお話がありましたようにハンセン病問題に関わり発言すると、寝た子を起こすなとさんざん言われてきました。だから、ハンセン病には関わりたくないと思ったことも度々ありました。しかし、そうもいっておれんなーとズルズル引きずって今日まできました。熊本の市民学会で一緒にお話しさせていただいた谺雄二さんの言葉に「死ぬふりだけでやめとけや」というのがありました。私は「死ぬふりよりも寝たふり」がいいと話して大笑いしました。死ぬふりをしてそのまま逝っちゃったら大変だから、寝たふりということです。

疲れたら寝てください。そして疲れがとれれば起きて、自分たちが受けたいろいろな体験を後輩に教訓として伝える。社会にも提言していく。回復者にはそれを強く望みたいと思います。

上江洲　はい、大田さん、ありがとうございました。予定では質疑応答をして終了ということでしたが、時間がオーバーしてしまいました。ただ、お一人だけ、先ほど上野正子さんのお話に出てきました徳田祐弼さんの、上野さんの敬愛園でのお父さんとおっしゃる徳田祐弼さんの甥御さんであられる渡久山さん、いらっしゃいますか。一言いただければありがたいと思います。

渡久山　時間ですので短くお話したいと思います。一つはですね、石垣出身のハンセン病回復者の皆さんがこんなに元気で、こんなに朗らかに、また勇気を持ってですね、やられていて非常に心強く思いました。逆にこちらの方が勇気をいただいた気持ちです。ありがとうございました。

実は、今出てきたお話にありましたように、徳田祐弼というのがいます。これは実は療養所やハンセン学会では有名なようですが、一般的にはあまり有名じゃない。ほとんどの方がわからない。逆に、僕のおじなんですけども、有名じゃないというのは、あんまり親戚に迷惑をかけない、肉親に迷惑をかけないというのがおじの生き方でした。これも一つの隔離政策のアイスから解けたものだと思います。ただ思い出の一つに、戦後、おじが帰った時に港でお送りした時には、私たちの家族だけだったんです。それをですね、ああ残念って非常に思っていたというより、僕も小学生ですからあまり知らなかったんですけど、後で聞いたら、「いや、ハンセン病はうつるから誰も来ないんだよ」というような話を友達から聞いたんですが、母親に聞いたら「おじさんは回復しているから、そんなことはありません。ハンセン病はそんなに感染力のある病気じゃありませんから心配ない」とはっきり言ってくれたのが非常に印象に残っています。その後、実は今、上野さんから話がありました鹿児島の敬愛園に石垣信祐さんっていう八重山出身の方がいらっしゃいますが、彼は牧師でたくさんの説教集を出しています。この説教集を奥さんがせっせと製本して、僕も送ってもらいましたが、その中にも実は石垣さんが石垣に来られて鹿児島に帰られる時にですね、誰もお見送りに来なかったそうです。電話もなかったと、本に書いてあるんですね。それはなぜかというと、ああなるほど、それがやっぱり八重山ヒジュルー（冷たい）だなと、その本に出ています。ですから、今日の話の中で我々が八重山ヒジュルーの細かい理由はわかりませんけれども、そういう形で生きている、あるいは逆にこの社会を守っているということ自身がですね、非常にヒジュルーの典型的な形でもあるかもしれませんから、もっと積極的に、先ほどのお三方の話にもありましたように、宮良さんからもありましたように、今、提起されている、あるいは裁判で提起されているいろいろな問題に、私たち一人一人が積極的に関わって、この差別をなくしていく努力をしていくべきじゃないかと思います。そう意味では今日やってくださったことに心から感謝を申し上げたいと思います。ありがとうございました。

上江洲　ありがとうございます。実はもう一つだけお願いがありましてですね、始まる前に上野さんから感謝を込めて、いろんな思いを込めて歌を歌いたいというお話がありました。お許しいただけますか。（拍手）

上野　私は沖縄を離れてもう七九年にもなりますので、沖縄民謡が分かりませんが、このごろは看護師さんたちが沖縄三味線会というのを開いてくださってよく練習をしておられます。しかし、私はその中に会員として入っておりますけども、なかなか忙しくて出席できないでいますが、事務部長さんがあなたは沖縄県を歌う、八重山を歌う、歌を知っているかとと言いましたので、いやもう私はなにも八重山の歌はわかりませんと言ったら、八重山の歌を教えてあげようと言って紙に書いて私に渡してくださいましたので、今日はあんまり練習はしていませんけれども、八重山出身ですので、「やいま（八重山）」という歌を皆さんに紹介したいと思います。（拍手）。拍手はしないでください。（会場笑い）

海を見れば故郷《ふるさと》思い出し　山を見ればまた故郷思い出す　月の浜辺で泡盛飲みながら　夜の明けるまで歌った島唄よ
故郷離れてからはや七九年　変わるなよその眺め

やいまの島々よ

情け深き父に元気でいるかなと　便り書いては出せずに読み返し　母のぬくもり思い出しながら　今も歌うよやいまの島唄よ

故郷離れてからはや七九年　変わるなよその情けやいまの島唄よ

という歌を私に書いてくださったんです。私は「どんなふうに歌うんですか」と言ったら、一回だけ私に歌って聞かせてくださったんです。私もそのまねをして、正確ではないけども歌ってみたいと思いますので、拍手をしないで聞いてください。（会場笑い）

―歌―

終わりです。（拍手）

上江洲　やっぱり拍手が必要ですよね。はい、上野さん、ありがとうございました。皆さん、今日は長い時間ありがとうございました。上野さん、ありがとうございました。宮良さん、ありがとうございました。金城さん、ありがとうございました。大田さん、ありがとうございました。長い間、お付き合いいただき本当にありがとうございました。これでシンポジウム「島を出た八重山人」を終わりたいと思います。どうもありがとうございました。

宮古集会「あらためて問う回復者・家族の苦難の歴史と今〜共に生きる社会をめざして〜」

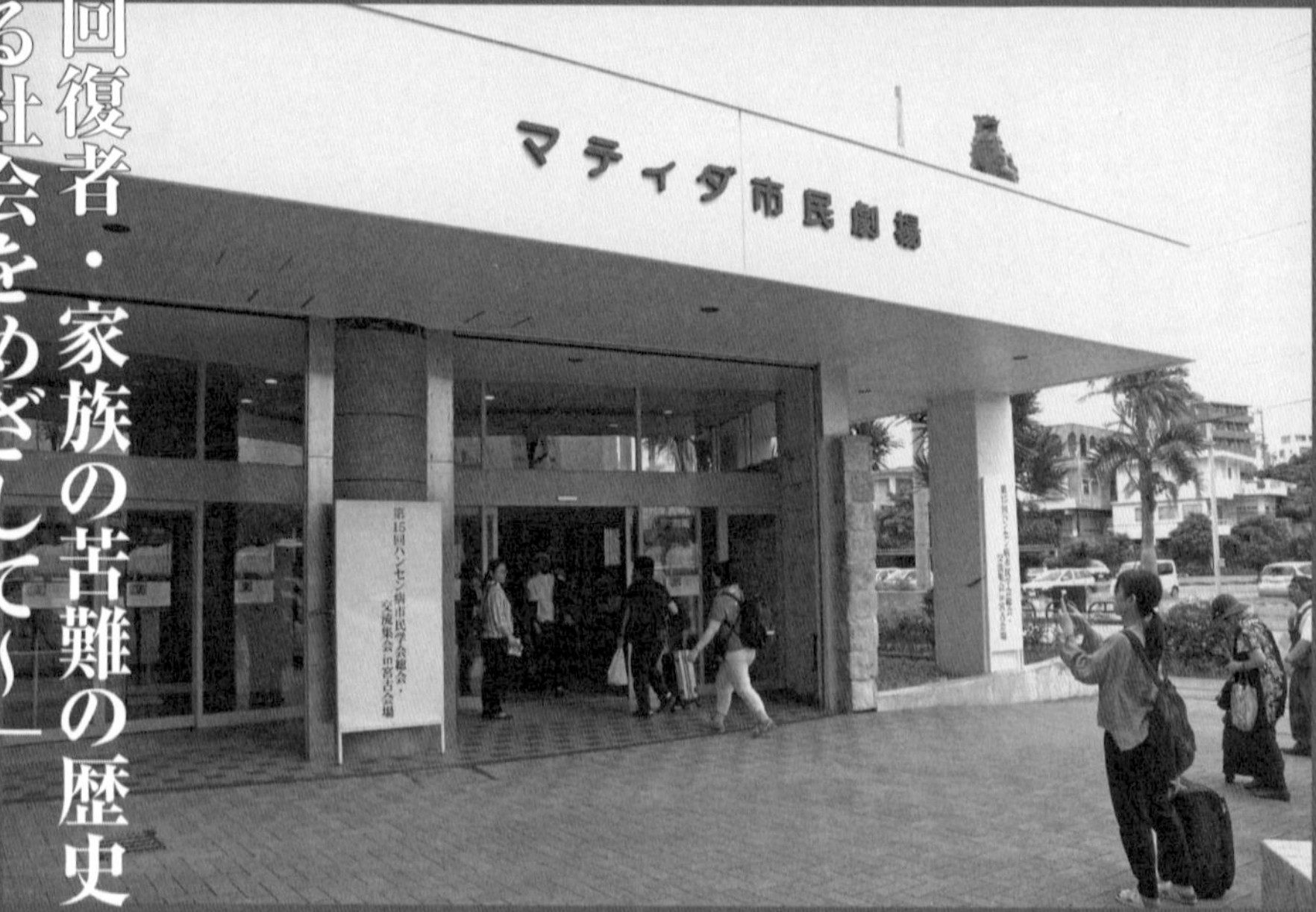

基調報告

ハンセン病問題の現状と課題

内田博文
（ハンセン病市民学会共同代表）

皆さんこんにちは。ただいまご紹介いただきました、共同代表を務めさせていただいております内田でございます。よろしくお願い申し上げます。

「らい予防法」を憲法違反と断罪した二〇〇一年五月一一日の画期的な熊本地方裁判所の判決が確定してから、一八年が経過しました。また本ハンセン病市民学会の発足から、一四年が経過しました。さらに、二〇〇八年六月一八日に公布された「ハンセン病問題の解決の促進に関する法律」いわゆる「ハンセン病問題基本法」の施行から、一〇年が経過しました。「国の隔離政策に起因してハンセン病の患者であった者等が受けた身体及び財産に係る被害その他社会生活全般にわたる被害の回復には、未解決の問題が多く残されている。とりわけ、ハンセン病の患者であった者等が、地域社会から孤立することなく、良好かつ平穏な生活を営むことができるようにするための基盤整備は喫緊の課題であり、適切な対策を講ずることが急がれており、また、ハンセン病の患者であった者等に対する偏見と差別のない社会の実現に向けて、真摯に取り組んでいかなければならない」、このように前文でうたった「ハンセン病問題基本法」はその第一条で、ハンセン病問題とは、「国によるハンセン病の患者に対する隔離政策に起因して生じた問題であって、ハンセン病の患者であった者等の福祉の増進、名誉の回復等に関し現在もなお存在するもの」をいう、としました。

ハンセン病問題はとりわけ熊本地裁判決以降、当事者の方々をはじめとする多くの方々の優れた活動によって大きな前進が図られてきました。これには二〇〇一年一二月二五日ハンセン病問題対策協議会における確認事項で謳われた謝罪・名誉回復、在園保障、社会復帰・社会生活支援、真相究明等を含む、今後のハンセン病問題への対策を検討するため厚生労働省と統一交渉団との間で当面一年度に一回、ハンセン病問題対策協議会を開催するとされたことが大きく関わっていると言えます。その後、毎年開催されたこのハンセン病問題対策協議会における確認事項、あるいは基本合意が、問題の解決に大きな力となっています。それにも関わらず、いまだ残された課題は少なくありません。謝罪・名誉回復が十分になされているかというと必ずしもそうではありません。在園保障が十分になされているかというと必ずしもそうではありません。社会復帰・社会生活支援が十分になされているかというと必ずしもそうではありません。ハンセン病の患者であった方々に対する、偏見と差別のない社会の実現も、いまだ道半ばの感があります。問題は当事者の方々の高齢化・少数化のために、これらの残された課題を解決していくための時間がどんどん少なくなっているという点でございます。その結果、確かな現状認識と課題設定の上に問題解決に至る、より実効的な道筋を、より具体化し、明確にし、計画、実行、確認、行動というＰＤＣＡサイクルに基づいて、この道筋を迅速かつ着実に実現していくことが、これまで以上に強く求められるようになっております。

そこでこのような状況を踏まえ、本全体会では冒頭でそのための時間をとっていただくことになりました。私の方から「熊本地裁判決から一八年、基本法施行から一〇年の今、改めてハンセン病問題の現状と課題、そして解決への道筋を整理し、全体で共有するために！」と題して、はじめに「ハンセン病問題の現状は」というテーマについてお話をさせていただき、次に「ハンセン病問題の現在の課題は」というテーマについて、そして最後に「解決の方向とそのための道筋は」というテーマについて、お話をさせていただければと思います。皆さん方には、釈迦に説法ということ

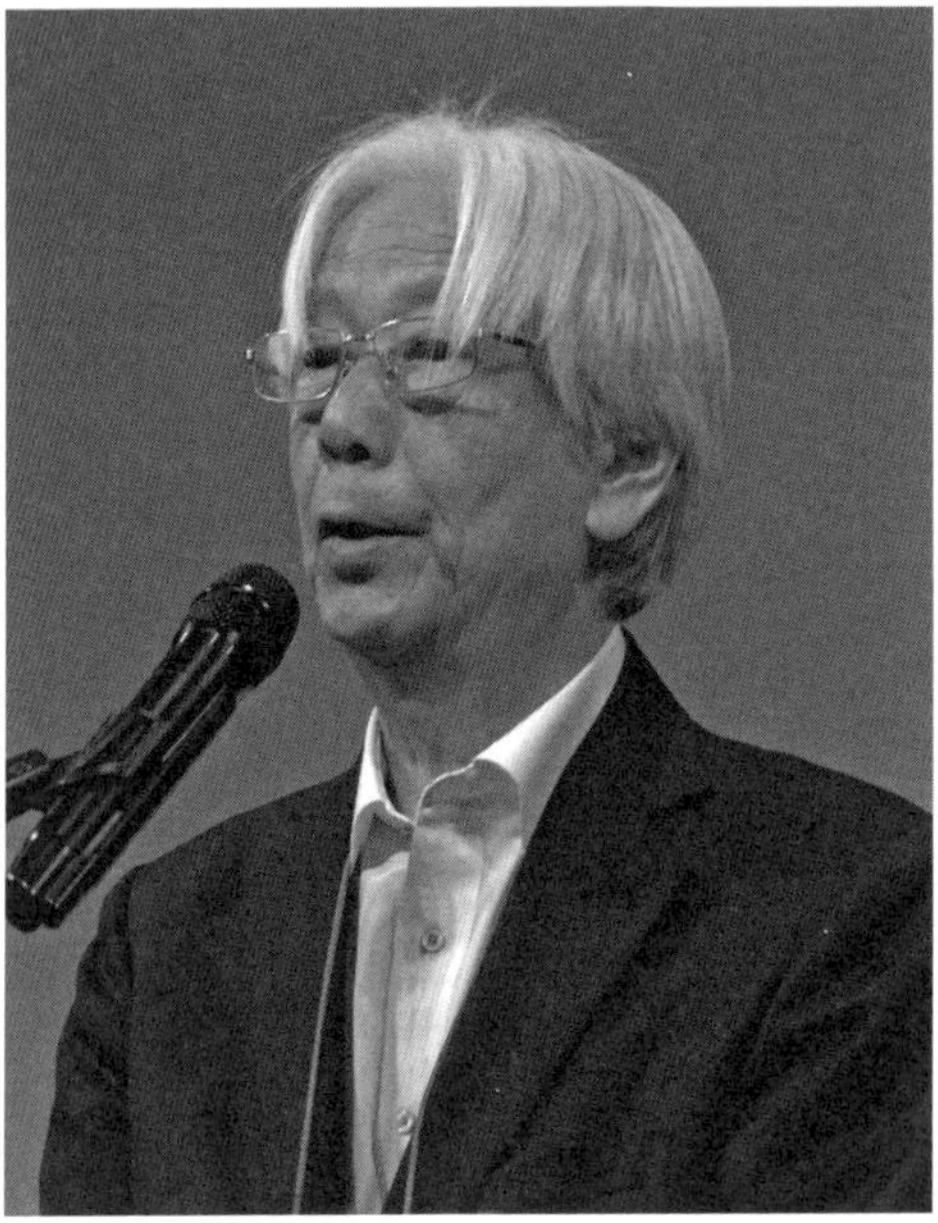

で恐縮の限りでございますが、全体で共有するための再確認ということでご了承いただければ幸甚でございます。

まず第一の「ハンセン病問題の現状は」ということでございますが、ハンセン病問題への取り組みの現状、ハンセン病差別・偏見の克服は未解決という現状、療養所入所者の方々の置かれている現状、療養所退所者・非入所者の方々の置かれている現状、家族の方々の置かれている現状、という項目に整理させていただければと思います。ハンセン病問題への取り組みの現状については国、都道府県、療養所のない市町村の取り組みは不十分との指摘は少なくありません。各界の取り組みも不十分だと言っても過言ではありません。マスメディアなどにおける風化も、危惧されるところでございます。

ハンセン病差別・偏見の克服は未解決という現状も、残念ながら指摘しておかなければなりません。当事者による自主的な啓発活動などの展開にも関わらず、ハンセン病差別・偏見の現状は熊本地裁判決前と変わらないといった厳しい声も聞かれております。

療養所入所者の方の置かれている現状として、何よりも特筆されなければならないことは、官民一体の「無らい県運動」などによって作出・助長されたハンセン病差別・偏見の解消がいまだ達成されておらず、ご家族の方々が依然として厳しい社会的な環境に置かれているために、入所者の方とご家族方との関係が未修復などのご事情もあって、療養所が「終の棲家」だという状況に大きな変化が見られないという現状でございます。不足する医療・介護という状況にも、大きな変化は見られません。現状はむしろより深刻になっているとも言えます。療養所の社会化も部分的なものに留まっております。そのような中で、高齢化・少数化が急速に進行しております。入所者自治会の弱体化という新たな状況が生まれております。全国ハンセン病療養所入所者協議会（全療協）に有識者会議が設置され、昨年九月以来、全療協から諮問された療養所の将来構想問題、永続化問題等について提言をまとめる作業を重ねているゆえんでございます。

療養所退所者、非入所者の方々の置かれている現状も、大きな個人差があるものの全体として見れば厳しいものがございます。いまだ根強いハンセン病差別・偏見のために、カミングアウトが困難だという状況は相変わらずでございます。これには、退所者、非入所者の方々が胸に抱えているセルフスティグマに対する、国、自治体などの対策が不十分だなどの事情もあって、セルフスティグマは未克服のままだということと、カミングアウトに伴って発生する、不利益等に対する国、自治体等の支援体制が不十分だということも大きく関わっているように見受けられます。退所者、非入所者の方々が、どのような社会生活支援などを求めておられるか、ニーズを顕在化する国、自治体の作業もあまり進んでおらず、ニーズの未顕在化という状況も相変わらずでございます。当事者による権利運動の展開が困難だという状況も、相変わらずでございます。これらの結果、不足する社会生活支援の状況が続いております。

家族の方々が置かれている現状もこれによく似たところがございます。カミングアウトはごくごく一部という現状、ニーズの未顕在化という現状、当事者による権利運動の困難という現状、不足する生活支援という現状等々が見られるからでございます。ただその一方で、特筆すべき新しい状況も生まれております。家族訴訟の提起がそれでございます。結審し、この六月末にも判決が言い渡される状況にございます。家族訴訟の帰趨《きすう》は、家族の方々の置かれている現状のみならず療養所入所者の方々の現状、あるいは退所者、非入所者の方々の現状にも大きな影響があると考えられます。家族被害が救済されないために入所者、退所者の方々等は家族のもとに帰れない、こういう現状があるからでございます。

このような現状認識を踏まえて「ハンセン病問題の現在の課題」を整理させていただきますと、次のようなことになるのではないかと存じます。残念ながらハンセン病差別・偏見の克服は現在もなお課題だという点が、その第一でございます。

第二は、国、自治体、各界等にハンセン病問題に対する取り組みの強化を働きかけることも今なお課題だという点でございます。

第三は療養所入所者の方々に関わる課題でございま

す。療養所の社会化という課題に加え、療養所の将来構想ということも大きな課題となっております。入所者の方々の高齢化・少数化等により、将来構想は今や「将来」とは言えず、「差し迫った」喫緊の課題であると言えます。不足する医療・介護に対して必要な医療・介護を確保すること、入所者の方々の権利等を守っていくための人権擁護委員会の設置等が、将来構想の大きな柱となっております。療養所の社会化という課題も発展線上に位置しますが、療養所の永続化の問題も課題となっております。療養所の方々がたとえおられなくなったとしても、ハンセン病偏見・差別がこの世からなくならない限りは、そして当事者の方々の被害救済、名誉回復、社会復帰が完全に図られない限りは、ハンセン病問題が終わったと言えません。ハンセン病問題の教訓を、その他の人権問題に広げていく必要もございます。療養所は、その大きな拠点になるのではないかと存じます。

　課題の第四は療養所退所者、非入所者の方々に関わる課題でございます。大きな課題としてカミングアウトという課題、ニーズの顕在化という課題、生活支援の実現という課題、当事者の方々の権利運動の支援という課題などがあげられると思います。

　課題の第五は家族の方々に関わる課題でございます。ここでもカミングアウトという課題、ニーズの顕在化という課題、生活支援の実現という課題、当事者の権利運動の支援という課題などがあげられますが、家族訴訟の勝訴、そして勝訴判決後の取り組み、被害実態の解明と被害救済、名誉回復などが課題の柱となろうかと存じます。

　課題の第六は、入所者の方々に関わる課題、退所者の方々に関わる課題、家族の方々に関わる課題の関係を整理するという課題でございます。これら三者は、いわば「三位一体」の関係にあります。相互に前進を図っていく必要がございます。ただ部分的、現象的には、矛盾したり衝突したりというそういう局面が生じるかもしれません。そこで、整理作業が欠かせないように思われます。

　課題の第七はハンセン病問題を語り継いでいく、ハンセン病問題を風化させないようにするという課題でございます。ここでは、資料館問題の解決という課題、社会交流会館の活用という課題、記録保全と語り部養成の課題が指摘されております。

　課題の第八は法整備という課題でございます。ハンセン病問題の前進を図るために、「ハンセン病問題基本法」の改正ということが欠かせないように思われます。療養所の永続化について、所要の規定を置くということの他、ハンセン病差別・偏見の解消に向けた規定の整備も課題になろうかと思われます。二〇一六年四月一日から施行された「障害者差別解消法」等では、差別被害の解消に向けて、「教育・啓発」「相談」「実態に係る調査」を三本柱として規定しております。しかし「ハンセン病問題基本法」にはそのような規定は存在しておりません。法整備の関連では、二〇〇一年五月一一日の熊本地裁判決の確定を受けて二〇〇二年に設置された「ハンセン病問題に関する検証会議」が再発防止を提言し、この提言が契機となって議員懇談会に設置されている、患者の権利を中核とする医療権利法の法制化という課題も見逃すことができません。ハンセン病偏見・差別の解消の問題や、入所者、退所者、家族の方々等の権利運動の支援の問題等とも、この法制化は関連するのでございます。

最後に「解決の方向とそのための道筋は」ということについて、触れさせていただければと存じます。

まずは国および自治体への働きかけという点でございます。周知のように「ハンセン病問題基本法」第四条および第五条は、「国は前条に定める基本理念にのっとり、ハンセン病の患者であった者等の福祉の増進等を図るための施策を策定し、及び実施する責務を有する」「地方公共団体は、基本理念にのっとり、国と協力しつつ、その地域の実情を踏まえ、ハンセン病の患者であった者等の福祉の増進等を図るための施策を策定し、及び実施する責務を有する」と規定しております。この規定に基づく国及び自治体の取り組みが十分でないとすれば、国及び自治体に対する働きかけをこれまで以上に強めていく必要がございます。例えばハンセン病偏見・差別の克服に向けた働きかけとしては、特定従事者への研修の充実の働きかけ、セルフスティグマ対策の実施の働きかけ、カミングアウトに伴う不利益防止対策の実施の働きかけ、こういったことがあげられるかと存じます。当事者の方々の高齢化等により、ハンセン病問題の解決にあてる時間がどんどん少なくなっている現状に照らしますと、より実効的な施策の推進を、これまで以上に国、自治体に対して働きかけていく必要がございます。国及び自治体ではより実効的な施策の推進という観点から、施策全般にわたってPDCAサイクルを導入しこのサイクルに基づいて施策の推進を図っております。「ハンセン病問題基本法」に基づく国及び自治体の施策についても、このPDCAサイクルに基づく施策の改善が求められます。国及び自治体への働きかけにあたっては、この点についても留意する必要があるように思います。これまでの取り組みを検証し、それに基づいてより実効的な取り組みと道筋を策定するようにという働きかけはそれでございます。

国及び自治体に対する働きかけにあたって留意すべき点の第二は、国、都道府県、療養所所在地の市町、その他の市町村の役割がかなり異なりうるということを十分に意識した上で、この点については国に、この点については都道府県に、この点については療養所所在地の市町に、この点についてはその他の市町村にという形で言わば多角的・複眼的に働きかけていく必要があるということでございます。そうしますと、退所者、非入所者、家族の方々のニーズの顕在化と生活支援の充実化の働きかけを、とりわけ国、都道府県等に対して▽療養所の将来構想、医療、介護の充実と人権擁護委員会等の設置の実現の働きかけは、とりわけ療養所所在地の市町に対して▽「ハンセン病問題基本法」改正の取り組みについての働きかけも含め、療養所の永続化の実現についての働きかけは、とりわけ国、都道府県等に対して▽国立ハンセン病資料館、各療養所社会交流会館等を含む国立ハンセン病資料館運営等の改善についての働きかけは、国、療養所に対して▽療養所所在地市町への財政援助等に対しての働きかけは、国、都道府県に対して。患者の権利を中核とする医療基本法の制定に向けた働きかけは、国、都道府県、市町村、各界、そして市民に対しても――ということになりましょうか。仮に、ハンセン病問題対策協議会の場だけでは、この多角的・複眼的な働きをする全てをまかなうことが難しい、いくら全力をあげても残る部分がどうしても出てくるというのであれば、それを補うチャンネルの整備も、国及び自治体に対する働きかけの中に含まれることになりましょう。

次は療養所への働きかけという点でございます。療養所の将来構想への取り組みについての働きかけ、永続化問題への取り組みについての働きかけ、各療養所社会交流会館等の運営等についての働きかけなどが柱となりましょう。そのうち療養所の将来構想への取り組みについての働きかけとしては、外部の医療、介護機関との連携についての働きかけ、人権擁護委員会への外部委員の登用等についての働きかけ等が挙げられます。この働きかけにあたっては療養所での介護と社会での介護の異同の整理、違う点・同じ点の整理の他、人権擁護委員の役割の明確化も欠かせないように思われます。永続化問題への取り組みについての働きかけにあたっても、療養所の社会化問題、将来構想問題との連携が図られなければならないように思います。

次は当事者の方々のサポートという点でございま

す。ここでは入所者、退所者、非入所者、家族の方々の間における「連帯」「共闘」の維持、各療養所間における将来構想の違いの調整、退所者、非入所者、家族の方々の運動体の組織化、あるいは法整備等のサポートということが問題となりましょう。そのうち第一の入所者、退所者、非入所者、家族の方々における「連帯」「共闘」の維持については、既に触れさせていただきましたように入所者の方々の課題、退所者の方々の課題、家族の方々の課題は三位一体だということの再確認に基づくサポートがポイントになるように思われます。第二の各療養所間における将来構想の違いの調整については、全療協をどのようにサポートしていくかということが、ポイントになるように思われます。第三の退所者、非入所者、家族の方々の運動体の組織化については、患者の権利に基づく組織化、そして国、都道府県における権利擁護のための協議会等の設置等がポイントになるように思われます。第四の法整備については、「ハンセン病問題基本法」の改正についての働きかけの他、患者の権利を中核とする医療基本法の制定についての働きかけなどもポイントになるように思われます。

次は各界への働きかけという点でございます。ハンセン病強制隔離政策への加担の検証と再発防止策の策定などをいまだ行っていない各界に対しては、その実施方を働きかけていくことが問題となります。各界だけではなく、自治体でも未実施のところは少なくありません。とりわけ退所者、非入所者、家族の方々が置かれている厳しい社会生活の要因となっているハンセン病偏見・差別を解消していく上で、この働きかけは欠かせないといわれます。国、自治体、療養所のみならず各界に対しても、「ハンセン病問題基本法」の改正や、患者の権利を中核とする「医療基本法」の制定など法整備について、働きかけを行っていくことも忘れてはなりません。

最後はマスメディアへの働きかけという点でございます。ここでは、ハンセン病問題は未解決で決して終わった問題ではないこと、死者にも名誉があり、その名誉は法的に保護されていること、入所者、退所者の方々が仮に残念ながらおられなくなっても、ハンセン病偏見・差別が無くならなければ名誉回復は図られず被害は続くこと、ハンセン病問題の教訓がまだ十分生かされていないこと等の再確認の他、医療パターナリズムの克服や法整備についての働きかけも問題となりましょうか。

私からの基調報告は以上にさせていただきます。ご清聴いただきまして、どうもありがとうございました。

みるく世向かてぃ

回復者の人権と入所者自治を守るために

第一部

●報告者

・宮古南静園の自治会の灯をともし続けるために（ビデオ・メッセージ）

豊見山一雄（宮古南静園入所者自治会連絡員）

・入所者自治と回復者医療について（医療者の立場から）

青木美憲（邑久光明園園長）

・全国の療養所の自治会の活動を守り抜くために

森　和男（全国ハンセン病療養所入所者協議会会長）

・療養所の将来構想・回復者支援を考える

長濱政治（宮古島市副市長）

・当事者の人権を守るために

知念正勝（宮古南静園入所者自治会協力員）

●指定発言者

原田恵子（福祉運動・みどりの風）

●コーディネーター

亀濱玲子（ハンセン病と人権市民ネットワーク宮古）

亀濱玲子　皆さんこんにちは。今、内田先生に総論の部分をお話しいただきました。「時間との闘いを迎えているハンセン病問題」というテーマを第一部、第二部に分けて、議論を進めていきたいと考えています。第一部は主に療養所の入所者にかかる問題ということを中心にしていきたいと思いますので、よろしくお願いいたします。

今日のパネリストは、一番端の方から宮古島市の副市長でいらっしゃいます長濱政治さん、行政の立場からということになります。よろしくお願いいいたします。そして邑久光明園園長の青木美憲先生、よろしくお願いいいたします。続いて全国ハンセン病療養所入所者協議会（全療協）の会長の森和男さん、よろしくお願いいいたします。そして沖縄ハンセン病回復者の会、宮古退所者の会、ハンセン病市民学会の共同代表の知念正勝さん。今日はよろしくお願いいいたします。

　この「時間との闘いを迎えているハンセン病問題」ということで、この宮古島で宮古南静園入園者自治会の課題をまずはテーブルの上に置くと分かりやすいということがあって、今日も会場にいらしていると思いますが、豊見山一雄さんに事前にインタビューという形で映像に撮らせていただきました。まずは入り口で映像を皆さんにご覧いただいてから、シンポジウムを始めさせてもらいたいと思います。よろしくお願いいたします。

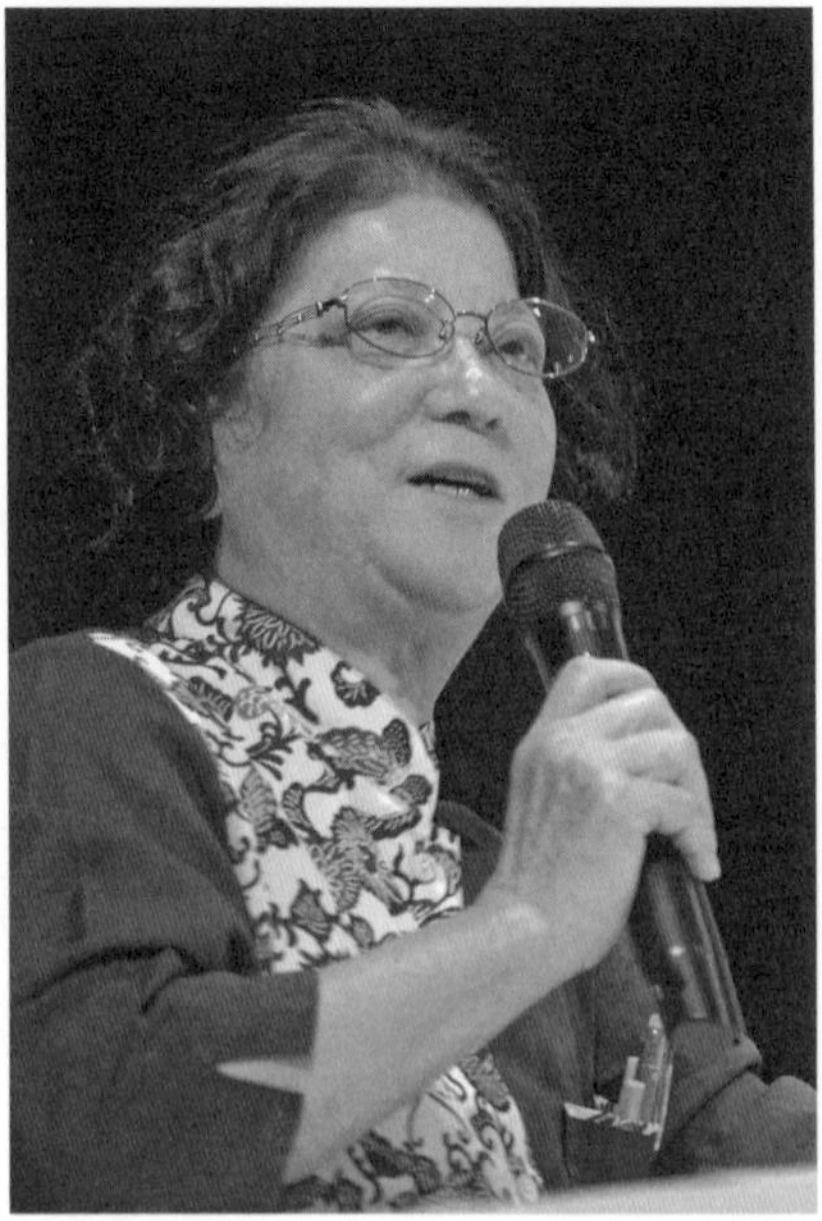

ビデオメッセージ
豊見山一雄

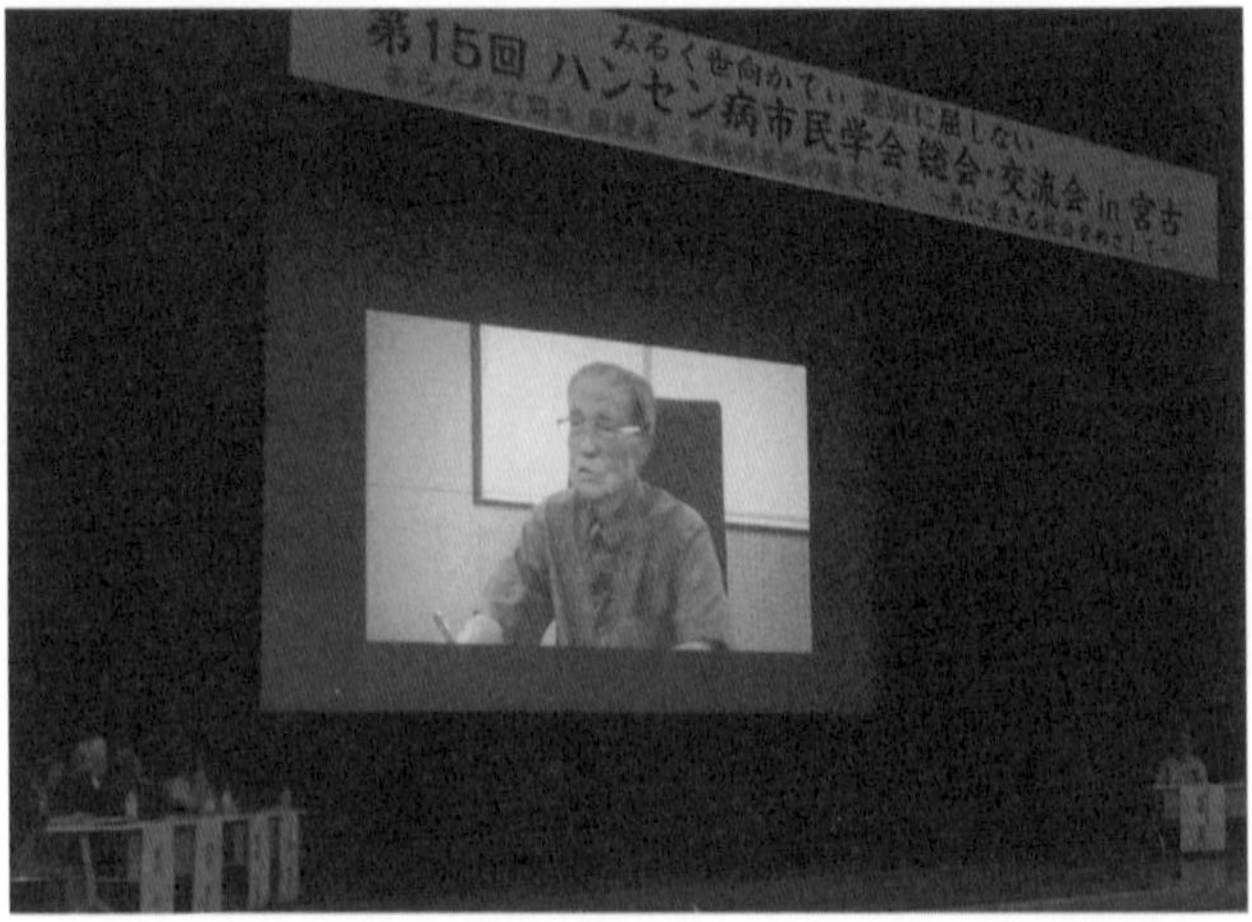

―自治会活動の現状

現在、自治会の活動というよりも今はもう私が連絡員という形で自治会は休会という形になっていますのでね、今の役員体制が全然できていないわけです。今まで区長会とか寮長会とかいう組織を作って、何とかやってきたんですけれども、どうしても入園者が高齢化してきてしまいまして、そういった人たちが選出できないという状況になって協力員の方々をお二人お願いして、一応何とか運営しているような状況です。

―自治会の総会は…

毎年総会をして会計報告、それから予算関係の承認をいただいて、その上に今はもう自治会役員の選挙をしても全然受けていただけないから選挙もしないことにして、入園者が二人、そして協力員が二人という形で運営しているような状況ですからね。いつまでこれが続くのかは、私も歳ですから今のところは言えないですね。

―宮古南静園の将来構想に対する思いは…

将来構想は、あくまでも入所者がいる間は医療機関としてきちっと診療していただけるような形でやるということが第一番の問題です。そして今、人権擁護委員会も設置されていますので、そういった権利の問題については、人権擁護委員会に持ち出していくという形になると思います。

―人権擁護委員会に望むこと

あくまでも入園者の権利を守るということが一番大事でありますから、そういったことに関しましては琉球大学の森川恭剛先生に委員長になってもらっていますので私は安心していますよ。

―今後の自治会運営に対する思いは…

どうしても自治会がある以上はみんなの意見をまとめなきゃいけないわけですから、そういった問題に対するみんなの意見を聞くということについて、今までにやってきたような総会に集まるということはなかなかできそうにないんですよね。ですから入所者の皆さんの近くへ行って話し合いをするという形でしかできないんじゃないか、それでも集まってくれるのかどうか、そこらへんが一番心配ですけれどもね。やっぱりなかなか自分の意見を出してくるということが、難しくなってきているんですよね。

―全国ハンセン病療養所入所者協議会との関わり方

それはもうどうしても自治会を運営している以上は、全療協という組織の中で話し合いをしながら進めていかなければならんわけですから、各支部との連絡を密にするということは大切だと思いますけれども。

―地方自治体や行政に対する期待…

期待と言うよりも施設の方と一緒になって、行政のほうにも申し入れをするということが一番大事じゃないかなあというふうに思っています。自分たちの意見をまとめた上で、（行政と一緒に）やるという形になるんじゃないかなと思いますけどね。

―自治会存続に対する決意は…

いやもう決意といっても私自身が歳ですから、歳にはどうしても勝てないですよね。入園者がいないと自治会の組織はできないわけですから。だから高齢化してしまっても、入園者がどれだけ自分たちの自治会を組織として考えていくかということが、問題じゃないかと思いますけれども。

―豊見山さんは最後の一人までの在園保障を願って自治会活動を続けています。

亀濱　豊見山さんに今の南静園の現状と、これからどういうふうにしていくかということをお話しいただきました。

今、南静園自治会では、役員の方がお二人、そして協力員がお二人という形で運営委員会を持っています。これは施設とやり取りをする時もこの運営委員会でやりますし、様々なことを相談しながら進める形で満三年位まで頑張ってきています。自治会では、園の将来構想（二〇〇九年）を、厚生労働省に上げているわけですけれども、それをより南静園に合った形に変えていく必要があるということを、今、自治会が提案をいたしております。豊見山さんは休会ということをお話されていますが、協力員体制で現在も自治会活動ができているというのは、やっぱり評価されていいのではないかと思います。

南静園自治会は人権擁護委員会をどうしても立ち上げたいと願って、現在外部委員も含めて、自治会の望む形で人権擁護委員会が設置されて活動しております。そのアドバイスをいただいた青木美憲先生にお話を伺います。入所者自治と回復者の医療についてというテーマから入っていただきたいと思います。よろしくお願いいたします。

青木美憲　光明園の青木と申します。よろしくお願いいたします。まずお話しさせていただく前に、豊見山さんをはじめ入所者の皆さまの権利を維持、回復するために闘われている当事者の皆さま、また退所者の皆さま、そして今まさに裁判真っ最中ですが家族の皆さま、そのような当事者の皆さまのご尽力、そして先ほど亀濱さんがおっしゃったように人権ネット宮古の皆さまがしっかりと支援の立場で携わっておられ、本当にみんなで協力して宮古南静園にも人権擁護委員会が立ち上がったというところまで素晴らしい働きをされていることに、深く敬意を申し上げたいと思います。

この市民学会では今から六年前の二〇一三年から、入所者自治会をバックアップして療養所で入所者の人権が守られていくための仕組みを、どうやって作っていったらいいのかということをゼロから議論を始めました。そして各園へ人権擁護委員会というものを設置するのが一つの方法ではないかという結論に至って、そして国に対しても、こういった委員会の設置を要望するというところまで、この市民学会の中で取り組んできたかと思います。二〇一六年には全療協から各園長に対して、全ての園で人権擁護委員会を設置するように要望がなされていますし、二〇一八年には全ての療養所にこの人権擁護委員会が設置されるというところまで来ています。この人権擁護委員会のもっとも大事な役割を果たすべき外部委員の選任は入所者の意向を尊重し、そして委員長は外部委員の中から選任する、つまり入所者自治会の意向をくんだ人が委員に加わって、そしてこの委員長も務めるというところが、非常に大事な点として全療協からも要望されているんです。けれども残念ながら、ほとんどの療養所では委員長は園長であるような状況です。例外的ですが、宮古南静園、そして邑久光明園では委員長は外部の先生に務めていただいているということです。また議題についても医療分野に限られているという療養所も多くありますし、実は委員会を作ったけれどもまだ一度も会議をしていません、というところもあるのが現状です。まだまだ、といったところだと思います。

さて人権擁護委員会はどういった役割を果たしたらいいのかということですが、入所者自治会、全療協・全患協は一九五三年の予防法改正闘争、その後の居室の個室化・更新築などの施設整備、作業返還、入所者給与金制度の設立、のちの予防法廃止へとつながる一九九一年の国への「予防法改正要請書」の提出、そして二〇〇九年「ハンセン病問題の解決の促進に関する法律（ハンセン病問題基本法）」の施行などの運動をしてこられました。そして最近では、皆さん覚えていますか。二〇一四年、看護職員の定数削減に反対するというこれも全国の療養所の入所者さん全員が立ち上がる運動を展開されて、ハンガーストライキの一歩手前まできました。けれどもこれも当時の全療協会長の神美知宏さん、そして支援者の皆さまのお力を得て、ハンストにまでならずに解決することができたと、そして今日の療養所があるということです。こうした入所者の皆さんの人権の回復の一連の流れの中で、いかに入所者、入所者自治会の果たしてきた役割が大きいかということを私たちは再認識する必要があると思います。

また二〇〇九年に成立した「ハンセン病問題基本法」の中では、「ハンセン病問題に関する施策は、国によるハンセン病の患者に対する隔離政策によりハンセン病の患者であった者等が受けた身体及び財産に係る被害その他社会生活全般にわたる被害に照らし、その被害を可能な限り回復することを旨として行われなければならない」と定められている。すなわち療養所の運営というのは単に医療・看護を提供するだけではなくて、それを通して入所者様の受けた被害をできるだけ回復するということが目的であるということが、ちゃんと法律でも書かれています。したがって今後、療養所がこの目的に沿って運営されていくためには、当事者である入所者、入所者自治会の意向を最大限に取り入れて、それを反映させていくことが大事だということだと思います。そしてその自治会の意向をくんだ支援者がその運営に参画するのが、この人権擁護委員会です。この人権擁護委員会が力を発揮していく必要があるのだろうと思います。

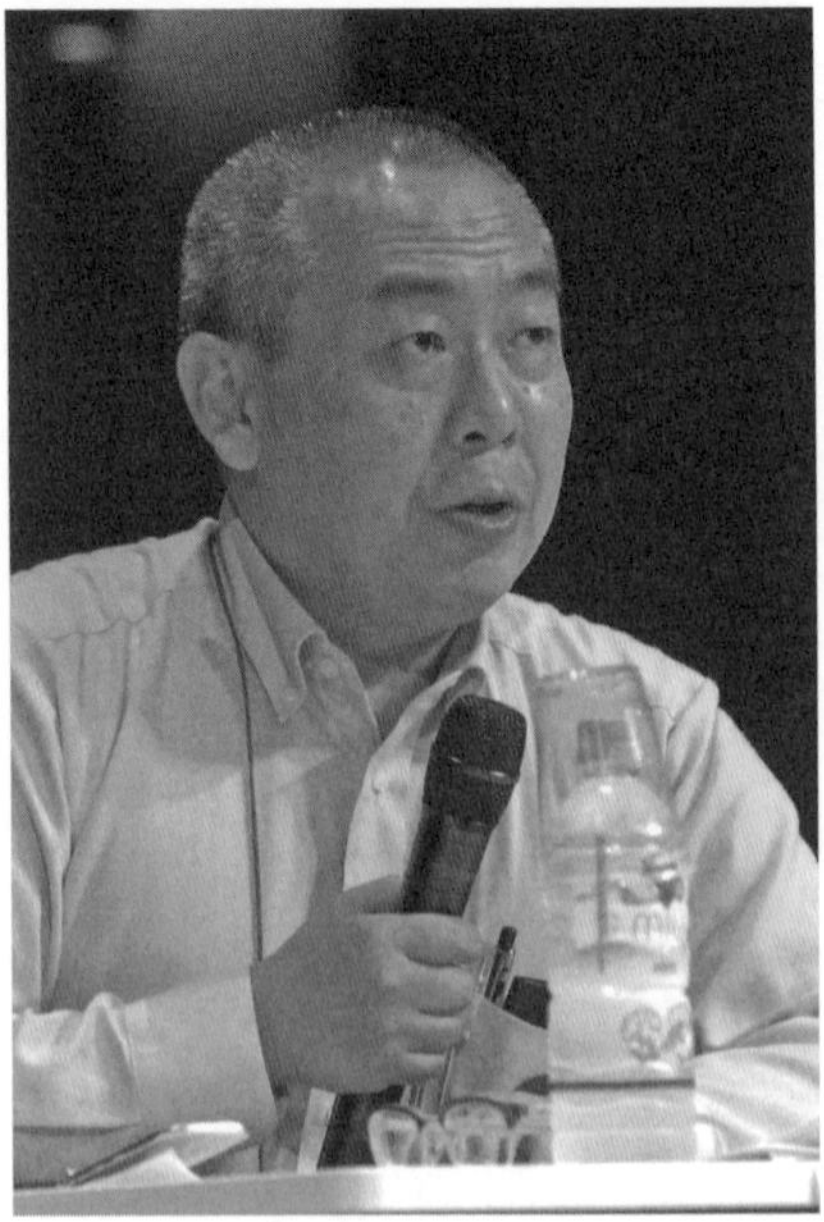

邑久光明園のお話をさせていただきますと、光明園では日ごろから入所者の人権に関わる運営上の事柄というのは、いつも自治会と相談しながら進めさせていただいています。決して園が独断で大事なことを決めるっていうことはしないように努めております。それでも時々ね、自治会への報告が遅れて大変お叱りを受

けることもありますが、そういうことがないようにいつも努めております。例えば入所者様の生活に大きく関わる職員の組織改編とか、あるいは施設の中で少しずつ今後集約というものをしていかなければなりません。それに関するご相談ですとか、大事なことは、全て自治会とご相談の上で進めさせていただいておりますす。また人権擁護委員会もだいぶ前に設置しておりますが、この委員会では外部委員は自治会の推薦される方三人に入っていただいておりますし、先ほど言いましたように委員長には外部の先生に就いていただいております。この委員会では、医療に関することももちろんここで一応みんなで話し合います。けれどもそれだけではなく、人権に関わるあらゆることについてこの人権擁護委員会で話し合って、園としてしっかり運営上入所者の人権が守られるようにということで務めております。

今申しましたように今後ですね、自治会の働きは非常に重要です。自治会の維持が難しいということであれば、自治会の意向をくんで自治会をバックアップする仕組み、その仕組みのための一つとして人権擁護委員会というものがもっともっと大事になってくるだろうと思います。そのためには先ほど言いました外部委員ですね、外部委員こそが、自治会の意向を施設運営に活かすキーになります。この外部委員を入所者自治会の意向に沿って選ぶ、また委員長は当然外部委員に就いていただくということが必要だと思います。ただせっかくそこまでやってもですね、最終的には園長の意向に押し切られてしまう、せっかく人権擁護委員会で入所者様の立場に立ったいい意見が出たとしても、結局園長が認めないと言ってしまえばそれがつぶれてしまうということも聞いております。やっぱりこの委員会に、強い権限を持たせていく必要もあるのではないかと思います。また議題ですが、医療のことだけではなく施設の運営に関わるあらゆることをこの委員会で取り扱って、今、入所者にとっての砦《とりで》が自治会であると思いますけれども、今後、人権擁護委員会が本当に入所者に頼られる存在となっていく必要があるのではないかなというふうに思います。

今申し上げた人権擁護委員会、これは入所者さんの権利を回復するためのことですが、続けて退所者・非入所者の方にとって喫緊の課題である医療体制について、少しお話しさせていただきます。退所者・非入所者が必要とされる医療というのは様々ですが、三つに大きく分けたいと思います。一つはハンセン病の治療、これはめったにないですけれども、ハンセン病の再発ですとか、あるいはハンセン病による末梢神経の炎症あるいは虹彩炎といった眼の炎症があります。実はハンセン病の診療は、専門医療機関じゃないと受けられないということではありません。どこの医療機関でもちゃんと診療を受けることができる、そういった疾患です。ただやっぱり大勢というよりほとんどの医者は、療養所の医者を除けばこういった疾患に経験がありません。それでそういう患者さんを診療する時に、必要な知識、アドバイスを得られるようにハンセン病に習熟した医師に相談できる体制を作っていく必要があろうかと思います。これは実はちょっと進んでいますが、後でまたご報告があると思います。

それからハンセン病の後遺症に関連する病気、例えば足の裏傷であったりとか手に埋め込んだパラフィンが感染したりということもあります。これもね、もちろん一般の医療機関で診療は可能なんですが、特に足の裏傷といわれる足底潰瘍《かいよう》、足底穿孔症《せんこう》、これは糖尿病の神経障害の足の病変とよく似ています。糖尿病の足の病変を診ている病院というのはいくつもありまして、特にフットケアを行っている病院は、こういったことに非常に慣れております。ちょっと調べましたら、実は沖縄県にもそういった病院がいくつかあります。そういう病院と連携して退所者の方の医療の体制を作っていくということが、今後必要になろうかと考えています。

それからもう一つね、ハンセン病と全く関係のない一般の病気といいますか、ありふれた誰でも持つ病気ですね。こういった疾患に対しても、なかなか退所者の方は一般の医療機関では受けづらい状況かと思いますが、当然のことながらどこの病院でも診療が可能な疾患です。ただ「どこでも受けられますよ」と申し上げても、実際のところはそれがうまくいっていないという状況だと思います。退所者の方、非入所者の方は例えばね、「医療機関に行くと嫌われるんじゃないか」、あるいは「ハンセン病であったことが周りに知られないか」、「ハンセン病の後遺症を理解してもらえるだろうか」といった心配があるために、一般の医療機関を受診することが非常に困難であるというふうに聞いています。資料集の中に表も載っております通り、退所者、非入所者の方は全国で約一、一〇〇人の方が一応登録はされているんですけれども、その半分が沖縄県在住ということだそうです。しかし、それだけたくさんの退所者、非入所者の方がおられるにも関わらず、沖縄県内では回復者が安心して受診できる医療機関の整備は十分ではないということのようです。療養所中には昨日も少しお話がありましたけれども、療養所でしたら病気を隠す必要がないということで、非常に遠く離れた療養所まで、中には離島から飛行機で医療を受けに通ったりする方もいらっしゃるというふうに聞いています。私は今、邑久光明園に勤めておりますが、月に一回だけ大阪府の病院のほうにも行っていて、そこで退所者、非入所者の方の診療もさせていただいております。

実は大阪府の状況はかなり進んでおりますので、少し紹介させていただきます。これもですね、行政が自分たちの方からやりますって言ったわけではありません。大阪にあります退所者の会、それと大阪府ハンセン病回復者支援センターが、大阪府などにかなり激しくかなり粘り強く働きかけた結果です。その結果、先ほど私が申し上げた大阪急性期・総合医療センターというところ以外に、八カ所ある済生会病院が私たちのところで診させていただきますということを表明しています。また保険医協会に加盟する診療所などでも、実際に診療を行っている状況です。回復者がこれらの医療機関を受診する時にはですね、先ほど申し上げた支援センターにはコーディネーターの方が常駐されています。その常駐されていますコーディネーターの方々に、電話で「こういうことで今困っていて、受診したいんだけど」っていう相談が入りますと、受診の手配を行ったり受診する時に同伴してくれたりということもやっておられます。だから大阪はかなり進んでるんじゃないかと思います。私がおります邑久光明園では、以前は遠くから診療のために通ってくださる退所者の方が結構いらっしゃったのですが、やはりこういう取り組みの結果だと思うんですが、最近は本当に減りました。しかし問題はないわけではなく、大阪でもですね、ハンセン病歴を隠しているので近くの医療機関を受診しにくいという方もいらっしゃいます。介護保険を使いますと、近所の人がヘルパーさんとして家に来る可能性があるので、なかなかやっぱり知った人に入ってもらうような介護保険は利用しづらいといった声もお聞きしております。そういったことが理由で光明園に再入所されたという方が、最近でもいらっしゃる状況です。

じゃあ今後どうしたらいいのか、特に退所者が大勢いらっしゃる沖縄で、どうしていったらいいのかということです。これは大阪の事例を参考にしますと、まず一つはやはり相談窓口を整備することだと思います。大阪ではコーディネーターが常駐しておりますけれども、医療ソーシャルワーカーが常駐するような相談窓口を作って何でもそこで相談を受けて、必要であれば受診の手配、受診する時に同伴する、そういったことをする場所が必要だろうと思います。当然、国とか県ですね、「ハンセン病問題基本法」でも退所者、非入所者の医療体制を整備するのは国と地方公共団体に責任があるとちゃんと書かれております。国と県が、まず率先して動く必要があります。実際の相談窓口の担い手はおそらく福祉団体になろうかと思いますので、福祉団体はいくつかありますけれども、そういったところとの連携が今後必要になってくるだろうと思います。

それともう一つは医療機関を確保することです。先ほど申し上げたように、本当はどこの医療機関でもちゃんと診療ができる病気ですから、私たちが受け入れますよっていうふうな医療機関をちゃんと作っていくことが大事だと思います。そのためにはですね、国・県もそうなんですが、日本ハンセン病学会、そして実際に患者さんを受け入れる医療機関の関与が必要になってこようかと思います。去年のこの市民学会の分科会で退所者の方の医療のことが話し合われた時にですね、私自身もハンセン病学会として、今まで医療体制の整備に何もしてこなかったことは、やっぱりこれは反省しなくてはいけないと思いました。その後、ハンセン病学会の中でもこの一年間で少し動きつつありますが、これについては第二部で、今日はハンセン病学会の理事長の石田さんが来られていますのでご報告があると思います。私からは以上です。

亀濱　ありがとうございます。青木先生の丁寧なお話は、入所者に関わること、退所者の医療のこと、療養所にいて両方にドクターとして関わる支援の在り方からは、学ぶことが多いと思います。

全国の療養所の自治会の活動を守り抜くためにということについて、今、青木先生は「自治会は入所者の人権を守る砦」とのお話でした。この砦として、役員が少なくなってもなお灯を消さないで頑張り続けていくためには、やっぱりしっかり全療協と手を取っていくということが求められるわけです。豊見山さんがとても期待をしているこの方、森会長にご意見を伺いたいと思いますのでよろしくお願いします。

森和男　ただいまご紹介をいただきました全療協の会長をいたしております森和男です。神美知宏前会長が五年前に急逝いたしまして、その後を受けてですね、今年で五年目を迎えるわけであります。

先ほど青木先生のほうからもご紹介いただきましたように、神は全療協会長であった最後の年は職員の定数削減の問題で本当に大変な削減反対運動を行ってきておりました。その中で倒れたわけでありますけれども、お陰様で現在、職員問題につきましてはある程度の定員の確保を得られております。安心して入所者の

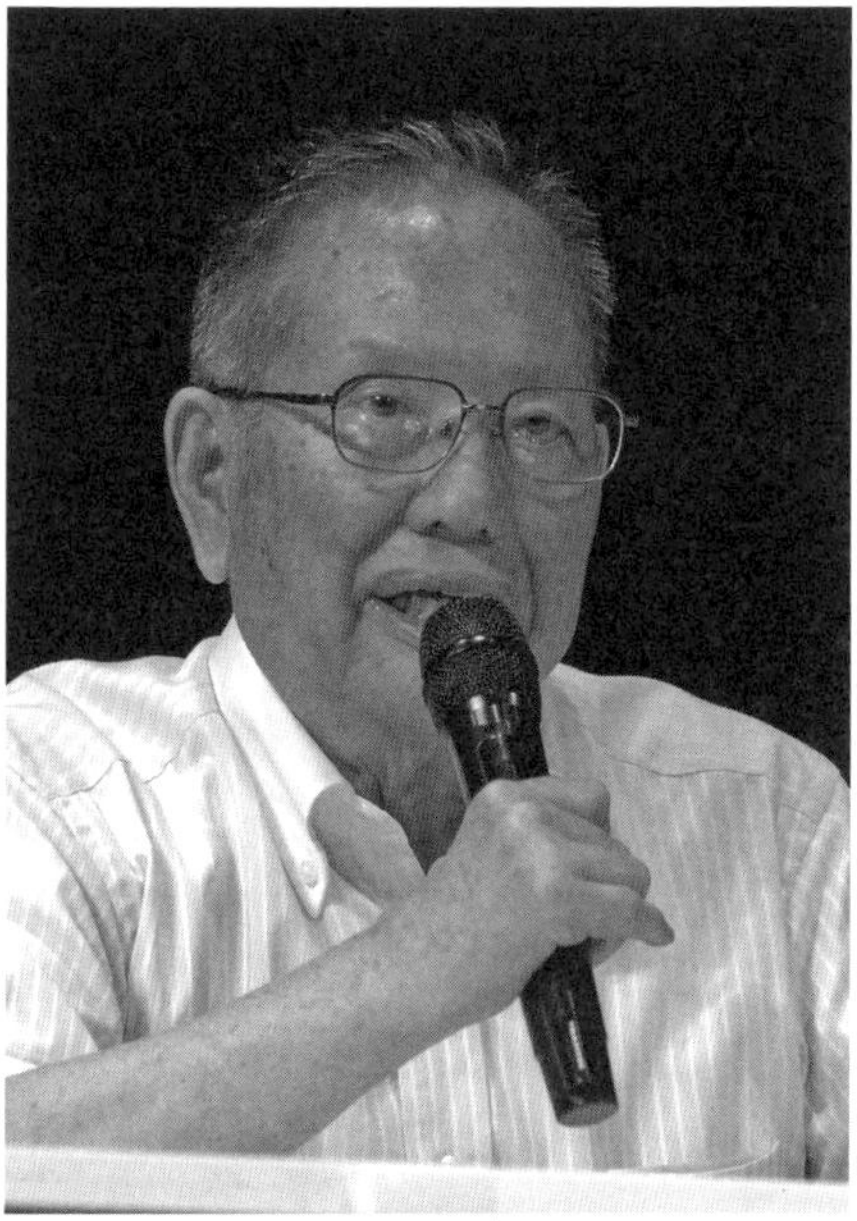

方が療養生活、また看護・介護を受けられるようなそういう状況にある訳であります。しかし五年経ちまして、我々のハンセン病療養所においても職員の削減がこれから徐々にですね、行われるようになってくるのであろうと思います。全国の療養所の入所者の現状でありますけれども、これは私の手元にあります資料では四月末現在、一、二一一人ということであります。そして、平均年齢が八五・九歳という報告がされております。そしてこの宮古南静園の場合はですね、資料を見ますと現在入所者は五九人で、男の方が三一人、そして女の方が二八人ということになっております。そして平均年齢は八七・五歳であります。ちなみに私のところは大島青松園でありますけれども、入所者数が五三人ですね、そして平均年齢が八四歳ですから宮古南静園入所者の皆さんが三歳あまりやはり高齢であると。それだけやはり、豊見山さんが今ビデオメッセージでお話しされていた自治会を維持していくことが大変だなということ、苦しい胸の内も痛いほどわかるわけであります。

　全療協は組織されて今年で六八年になりますけれども、やはり我々は国によって奪われた人権や人間の尊厳の回復のために闘ってきてですね、現在「らい予防法」廃止、そして国賠訴訟に勝訴し、そして「ハンセン病問題基本法」制定という成果を得ました。そして昭和の時代っていうのは、本当に厳しい時代であったといわれますけれども、私たちハンセン病を病んだ者にとりましてはですね、平成の時代は非常に大きな問題が解決できた時代ではなかったかなと思うんですね。そういう意味で今、この令和になって、私たちはまた新しい決意を持って運動を行っていかなければならないと思っているところです。

　先ほど内田先生から、このハンセン病問題についての基調報告をいただきました。その中で入所者の置かれている現状でありますとか、課題について報告いただきました。やはり私たちの組織の状況は、全体の入所者の平均年齢八五歳でありますから、非常に厳しいものがあります。鹿児島県の奄美大島にあります奄美和光園と一応こちらの宮古南静園の自治会も適切かどうかわかりませんけど、やはり高齢で行動が厳しい、動けないということでですね、やはり休会をせざるを得ないということで、豊見山さんが連絡員という形で務めていただいているわけであります。しかしながら宮古の会員の皆さんも全療協の会員の一員として留まっていただいておりまして、我々と一緒に運動をしてくださっております。そういう中で私たちの全療協は、この全体的な自治会の会員の高齢化、それに伴う体力的な健康の低下もあってやはり弱体化はどうしても否めないというようなわけであります。各支部自治会代表は長年同じ者が続けていかざるを得ないという状況がこの一〇年、もっとですか、続いてきております。従いましてこれから全療協がいつまで運動を続けられるか、非常に私も危機感を持っているところであります。

この「ハンセン病問題基本法」が施行されまして、ちょうど今年で一〇年を迎えます。やはり一番大きな課題でありますす療養所の将来構想の問題ですとか、それから医師確保の問題等これから一緒に考えていかなければならない問題が、本当に私たちの今の課題としてあるわけであります。その解決に向けてやはり取り組まなければならないなと思っておりまして、この全療協の会長をあと何年続けられるか、本当に私自身厳しい思いを持っております。今はこうして介護職員に介護をしていただかなくても自分一人で大体あちこちに行けます。けれどもこの状況がやはりあと三年ぐらい続くのか、続けられるかっていう状況になっております。そうしますと、現在抱えておりますこの非常に難しい問題の解決の道筋だけでも何とかつけておかなければならないと思います。有識者会議というものを全療協は立ち上げ、現在検討をいただいておりまして、何とか今年の秋ごろまでにはですね、一応まとめていただいて、それを運動に生かしていきたいと思っているところであります。けれども、やはり現状は相当厳しくなってきていると思っております。

それから医療については青木先生から先ほどお話しいただきましたように、やはり医師の確保がこれは一番難しい問題でありまして、入所者の減少とともにますます厳しくなってきております。やはりこれは我々全療協として、もう何十年も国に対して言い続けてきたことでありまして、それが改善される兆しというものが全然ない状況であります。私のところも内科の先生がいないという状況がもう五、六年続いておりますから非常に厳しいわけでありますけれども、地域の医療機関の協力をいただきながらなんとか診療が維持できている状況にあるわけです。この医師の確保の問題というのをどう改善していくか、療養所の将来構想とともに、全療協として今私が最重要で取り組まなければならない問題だと思っております。

そして豊見山さんが先ほどのビデオメッセージで自治会組織をですね、どう守るかということで非常に頑張っておられる。そういう似たような状況に各支部が置かれていくんだろうと思うわけであります。けれどもやはりこれまで先輩の皆さんが組織を維持してきたという努力を我々は受け継いでいかなければいけないんだと、固い強い意志を持ってですね、取り組むことが大事ではなかろうかなあというふうに思っておるんです。大変厳しいことではありますけれども、やはり最後までですね、それを守るために自治会の組織を守るために取り組むんだという覚悟を、それぞれ会員の皆さんがお一人お一人持っていただくということが大事なことではなかろうかなと思っております。そういうことから、周りの皆さんの支援してくださる方も多くなってくるんだろうと思うんですね。そういうことでやはり現在はこの宮古においても、周りの退所者の方、それから協力者の方、いろいろご支援いただいて、自治会が守られてきているんだろうと思っております。どの支部も、そういう状況に変わりはないわけであります。私のところは支部長も兼ねながら全療協の会長もやっているという状況でありまして、支部の仕事がどうしてもお留守になることが多いわけでありますけれども、今年は園が開設されまして一一〇年になりまして四月にですね、一一〇周年を記念する式を行いました。一一〇年、長ければ良いというものでもありませんけれどもですね、長く苦しい時代を過ごしてきた先輩方を偲びながら考えるということで行ったわけであります。この宮古は、園が創立されたのは先ほどもありましたように一九三一（昭和六）年といいますから、やはり厳しい時代に開所されているわけであります。その中でご苦労があって今日まで宮古南静園は続いてきているわけでありますから、何とかですね、自治会を維持するために頑張っていただきたいなあと思っております。そういうことで、私のお話は終わらせていただきます。

亀濱　ありがとうございます。全療協も厳しい、各園も厳しい。この間、南静園が取り組んでいるスタイルがありますが、それぞれの施設でどうすれば入所者の自治というものが守れるかということを、ぜひ有識者会議の中でも取り上げていただきたいと切に願うものです。

今、豊見山さんの映像でも流れておりましたけれども、将来構想とは入所者にとって、きちっと最後の一人までを守れる医療施設であってもらいたいと、はっきりとおっしゃっています。南静園の将来構想は、実は宮古島市がしっかりと関わって、事務局も宮古島市に置いて作った経緯があります。それを今回、豊見山さんはもう一度検討してほしいとおっしゃっています。

昨日、石垣市の市長に要請をされたということが新聞にも載っておりますし、また勇気の湧くことだと思います。宮古島市は療養所所在自治体として積極的に関わるという姿勢があり、今日は副市長がレジュメを出されていらっしゃいます。宮古島市が考える南静園の将来構想について、そして、回復者の支援をどうお考えなのかというご意見を伺いたいと思います。よろしくお願いいたします。

長濱政治　こんにちは。宮古島市の副市長をしております長濱と申します。先ほどから話がされておりますように、今日は宮古島市としての南静園との関わり方、ハンセン病との関わり方という立場で話をさせていただきたいと思います。南静園の平均年齢が八七・五歳で入所者が五九人でございますが、ちょうど一〇年前の二〇〇九年の南静園の入所者が八七人、平均年齢が八一・四歳です。平均年齢が六・一歳高くなっている。そして当時一番若かった方が六四歳、現在は七〇歳の方が一番若いということでございます。そういったような園の構成は、今後大きな問題を抱えてくるというふうに思っております。そういうことも含めまして、レジュメで書いた通り少し読み上げながら説明をしたいと思います。

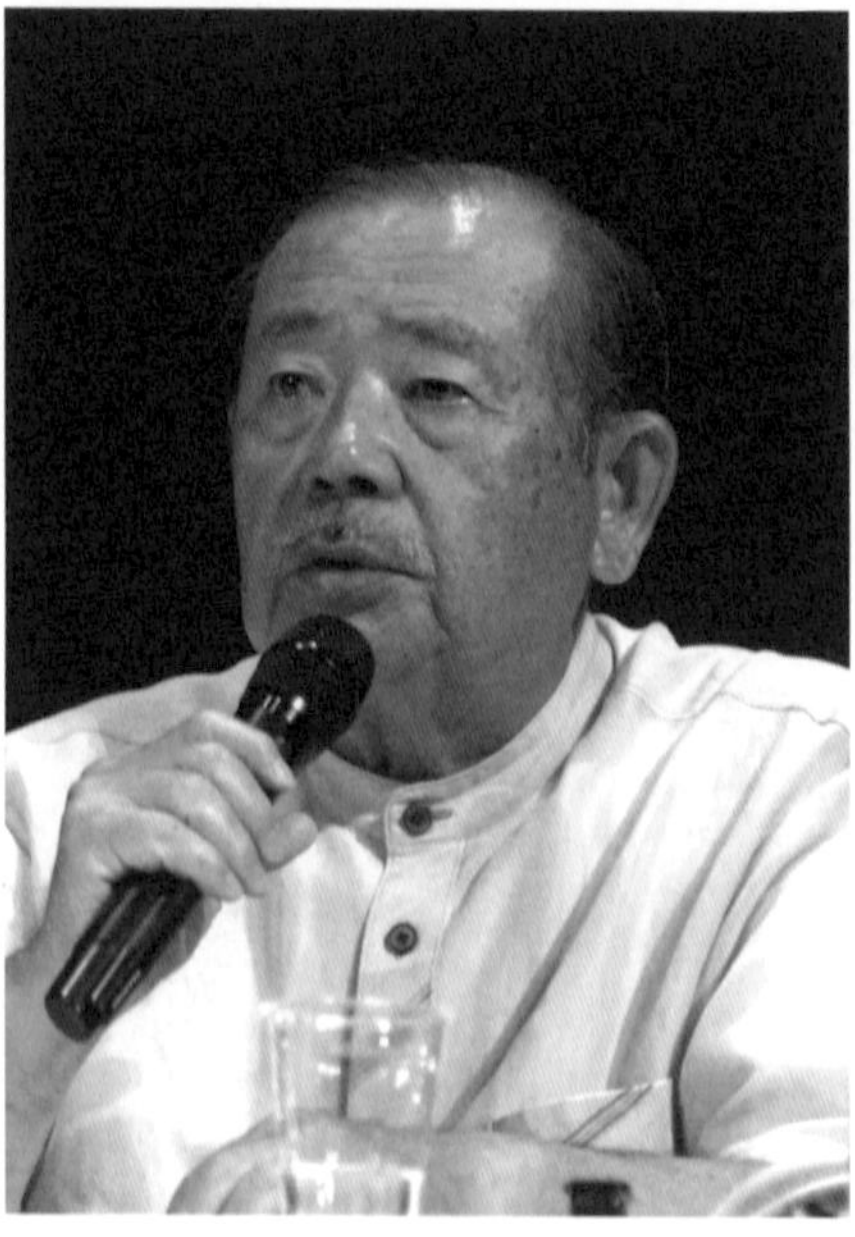

宮古島市は、宮古南静園自治会より将来構想策定の事務局設置の要請を受けまして、検討委員会を設置いたしております。その検討委員会を軸といたしまし

て、宮古南静園の明日を考える検討委員会で将来構想の検討を重ねまして二〇一〇年に将来構想を策定したということでございます。また、自治会より「ハンセン病問題基本法」の制定を目指したシンポジウム開催の要請を受けまして、市民の集い開催運営委員会を設置したり、それから明日を開く市民の集いを開催、それが参加人員約六〇〇人、それから街頭署名人数は一万一、〇〇〇人といった取り組みをしてきているということでございます。そしてハンセン病歴史資料館が南静園で開設されておりますけれども、その企画運営委員としても関わっているところでございます。基本的な考え方といたしましては、離島という宮古島における、ハンセン病問題として考えますと、島という閉鎖的な社会環境の中で生活していかなければならなかった「ハンセン病の方々」というふうに、とらえておかなければならないと思っております。そういうふうに差別され排斥され、そして大きな戦争の中で苦労されてきたということを考えますと、その当時国としても県としても仕方がないとしてもハンセン病に対する理解が足りなかった、どう差し引いても国の責任という意味においてはもっと違った対応の仕方が必要であったと考えているところでございます。

それからレジュメの二の中ですけど、全国ハンセン病療養所所在市町村の動きということでございます。これは全国一三の市町に療養所がございまして、その所在する首長の方が毎年集まっていろんな問題点を話し合いながら、その解決方法をさぐっているということでございます。特に国が療養所の職員を減員した時に、宮古島市といたしましてはこれは大変なことであるということで、このまいくとなし崩し的に職員が減らされていく、そうなっていくと結局沖縄県には愛楽園と南静園の二つあるのでその一つがつぶれてしまうということは目に見えておると。そういうことは絶対に許せないというふうなことで、その一三市町の首長会議の中でも主張してきたところでございます。そういったことはこの島で疎外されて、しかも島を愛しながら出ていかなければならなかった方もいらっしゃる。しかしながら島に残って、その身内も親戚もみないらっしゃる、そして生まれ育ったこの島で一生を終えるというふうな考え方があり、それに対して他の園に移らせるという事はこれはちょっと大変なことであると、そういうことがあってはならないという主張をしてきたところでございます。

それから医療の問題でございますけれども、先ほどから話があります通り、退所者の方々が一般の医療の恩恵を受けているかというと、なかなかそうはなってはいないというのが実態でございます。結局その退所された方々も、やっぱり自分の病気のことに対して、ちゃんと診てもらえるのかというふうなことがあるということだと思います。しかしながら南静園には皮膚科及び内科また眼科も設置されているようでございますけれども、一般の外来の方々も南静園に来られて診療を受けておられるというところでございます。そういう意味では、いろんな退所者の方々、それから入所されている方々、そして外来の方々、この方々が一緒になって一つの病院で診療を受けていろいろと交流ができるということは非常に良いことではないかというふうには考えております。

あと、退所者と市民との関わりということを話したいと思います。書いてある通りでございますけれども、それ以外にも内田先生も青木先生もおっしゃっているところかと思いますけれども、ハンセン病は治ったというふうな考え方を、もう少し退所者の方も持っていただきたいなと思います。そういうサポートの仕方というものも必要じゃないかというふうには思います。もちろんそういったいろんな問題を抱えながら、どういうふうにしたらいいのかという相談窓口も当然必要ではございますけれども、そういったちゃんとした啓発を市民に対してもするべきだし、退所者の方々、それから入所されている方々も、「違う」と、「自分たちは治ってるんだ」と、もう少し気持ちを強く持つような意識の改革みたいなものもサポートすべきではないかなとは考えているところです。

それから五番目にレジュメに書きましたけれども、宮古南静園の将来構想の実現に向けてということで、南静園では残念ながら休眠状態というふうなことでございますけれども、この入所者の考え方をまとめるという意味では入所者の自治会がどうしても必要だと思っております。そういう意味では自治会的なものをしっかりとした形でまとめ上げて、国や県それから市に対して、対外的にもいろんな形で自分たちの考え方をしっかりとアピールできるような体制を作るべきだし、そのサポートができればとは思っております。あとは私が言うまでもありませんけれども、このようなシンポジウム、それから学会といったものを、何度もあちこちで開いていくということが、その地域の住民にとっても、それからハンセン病療養所を退所された方々、入所者、それから家族の方々、親戚の方々にとっても、一つの気づきになるだろうし、自信を持って生きていけるというふうな道筋を、こういった会議を通してしっかりと導いていければと思っております。

簡単ですが以上です。

亀濱　ありがとうございます。自治体の考えがしっかりしていて療養所を支えているっていうそのことはですね、私たちにとってとても大きなことだと思っています。

そして実際、南静園の自治会が休会ということが独り歩きしているように思うんですが、運営委員会で活動されている退所者の代表でもある知念さん、南静園では大体年間五〇〇〇人の方が外来に来られるんですね。とっても近い関係にあって将来構想が話しやすい環境にあると思うのですが、知念さんが自治会の協力員をされていて、どういうことを感じていらっしゃるかをお話しいただきたいと思います。

知念正勝　南静園の役員にはお二人、さっきから出ています豊見山さんと女性の方がいるんですけれども、その二人だけでは園といろんな話をする時、対応にちょっと困っているみたいなことで、ぜひ協力員をというので退所者の代表、それと「ハンセン病と人権市民ネットワーク宮古」という市民団体があるんですけど、そこから一人ずつ出して協力員となったんです。かれこれもう三年目に入るかな。私も退所してもう四、五十年位経っているので、南静園にはよく行くことは行くんですけれども、自治会や園の状況がどういう状態になっているかというのは十分わからなかったのですが協力員として入ってしまったんです。入所者がほとんど自分たちの権利や要求をきちっと言えない、高齢に達してしまった。したがって二人の役員の方が入所者の皆さんに話を聞いても、反応がないという状況が続いている。今でもその通りでこの間も総会を開催したんですけれども、入所者は五九人いるのに六人だけが総会に来て、途中で帰る方もいたりして、これでは総会にならないんじゃないかというふうに思っていたんです。それぐらい関心のなさと言いますか、あるいは高齢のせいだというふうに言えばいいのかわからないような状態があります。したがって、こ

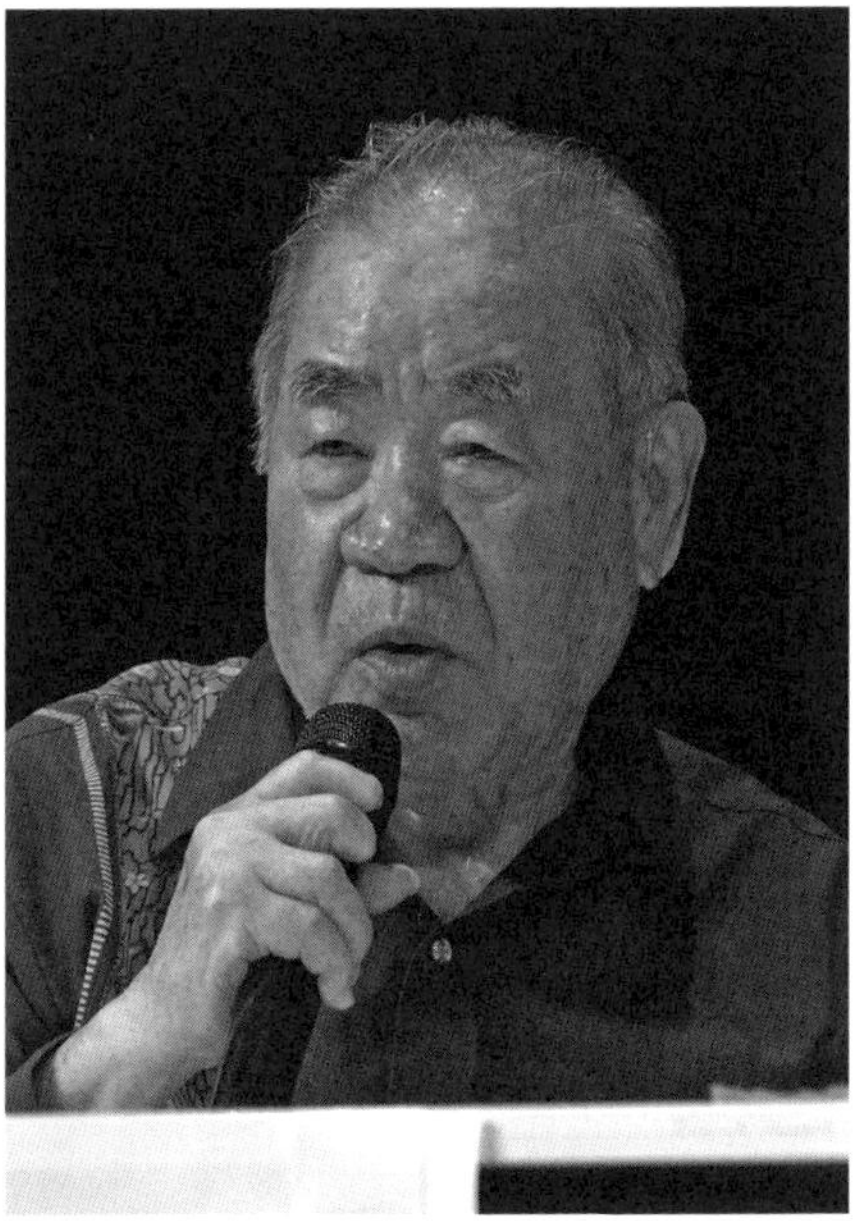

れをどのようにすれば自分たちの権利とか、自分たちが、今、どうして欲しいのかということをきちっと言えるようにするためにはどういう方法があるのかと、いつも考えています。その辺はうまく知恵が湧いてきませんけれども、これまで三人の方のあるいは内田先生のお話を聞いていて感じたことがあります。

やっぱり私たち、特に退所者ですね、退所者も入所者と同じように高齢化していって、そして孤立化していっている。孤立しているために、例えばやけどをして傷ができた時に、病院できちっと診てもらえばいいわけですけれども、病院へ行こうか行くまいかと考えるだけで、そうこうしているうちに、傷が悪化してしまうとか、特に古い傷だと治ったかと思ったらまた悪くなるというような繰り返し、そういう繰り返しの中でとうとう足を切っちゃうというふうな悲しい事態もあります。つまり私たち退所者も齢とともに、仲間がどんどん自分の周囲からいなくなっていく状況が出ているんですね。だから沖縄県に対して、私たちは「沖縄県ハンセン病回復者の会」っていうのを、五、六人くらいの皆さんで立ち上げたんです。

なぜこれを立ち上げたかというと、今私がお話ししたような事態、一人で昔ながらの自分流の傷の処置ではなくて訪問看護の制度を活用したらどうかとか、ソーシャルワーカーによる訪問、そういったことによって家の中に閉じこもってしまっている退所者に対して情報を提供する。そのためにはやはり行政の力といいますか、働きが必要です。回復者の中には、退所者が退所者同士で逃げ合うっていったら変なんですけれども、例えば「おー、元気？」と街中で出会って声をかけても、びっくりして嫌な顔をするとか、駆け出して逃げてしまうとかっていうこともあるのです。私もそういう方に会って、経験してきているんです。ですからまだまだ「あの人と一緒に話をするとハンセン病だった人だっていうふうに周囲から見られてしまう、だから同じ回復者同士が会うのもやっぱりやらない方がいい、遠慮した方がいい」という雰囲気もある。そういったことも、何かのきっかけでハンセン病について昔ながらの考えから脱皮するためには、それが私はいわゆるソーシャルワーカーあるいは訪問看護の活用とか、そういうことでいくらかもう少し人間らしい社会生活ができるんじゃないかなあという思いをしております。

亀濱　第二部のテーマにも関わっていくことですけれども、先ほど内田先生あるいは青木先生が地域の福祉団体あるいは行政、全国には療養所がない自治体もあるわけですけれど、その四七都道府県が、あるいは沖縄県であれば沖縄県と四一自治体がやるべきことがあるのではないかと思うんです。療養所のない大阪でスムースに退所者支援、回復者支援ができているという事例があるのではないかと思っています。

それに携わってこられた原田恵子さんが、会場にいらっしゃると思いますので、その取り組みをぜひ、宮古島市、沖縄県、回復者の方々に、こんな取り組みができるのではないかということをご紹介いただければ。よろしくお願いいたします。

原田恵子　宮古島、石垣島での開催にあたりまして、開催地実行委員会の皆さま方、おつかれさまです。大阪から来ました原田恵子と申します。第一部というか第二部の方につながることが大きいかなと思うんですが、皆さんの参考になればと思いますので、私の経験からちょっと話させてもらいます。

邑久光明園の一一〇周年にあたって屋猛司自治会長が、「入所者が生きていて良かったなと思える療養所になってほしい」というふうなコメントをされたんですね。でもこれは、退所者であり非入所者であり家族の方も、生きていて良かったなあと思える社会になってほしいと置き換えることができるんじゃないのかなあと思います。先ほどから青木園長がいろいろお話ししてくださっていますが、二〇〇四年に大阪にハンセン病回復者支援センターが立ち上がって、ちょうど今年で一五年を迎えております。二〇〇一年の国賠訴訟の後、勝訴判決を契機としてですね、じゃあこれから大阪府行政としては何ができるのかということでシンポジウムをいたしました。その時に、今から二年前に亡くなりました金泰九さんに来ていただきました。金泰九さんは大阪から強制収容されて長島愛生園に入られました。シンポジウムの後ですね、金泰九さんと私たちで要望書を持っていきました。大阪府知事宛です。

大阪府でも「らい予防法」に基づいて実施してきたハンセン病対策ということで患者、回復者、家族の方

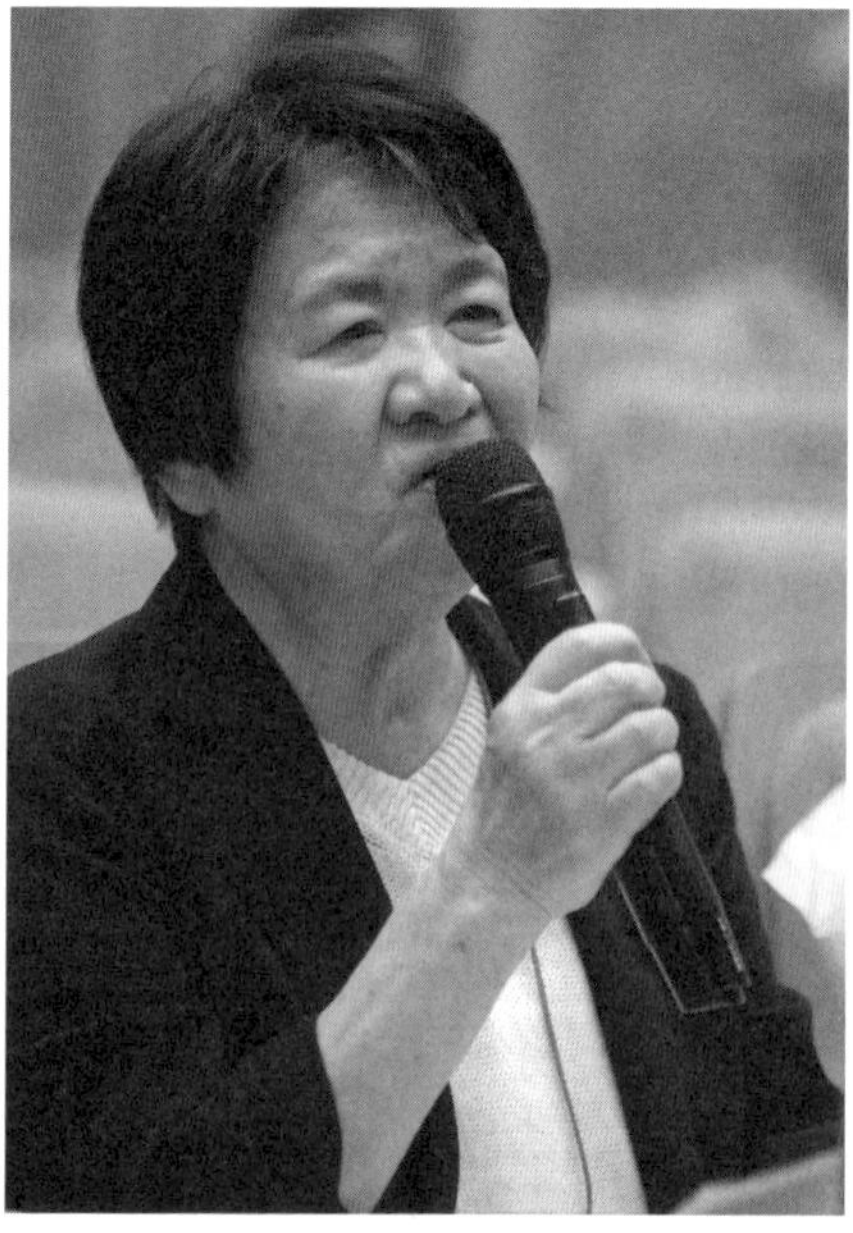

に大きな苦難と苦痛をおかけしたということの反省とお詫びを表明しまして、府として何をしなければならないか今後何をしていくべきかということで検討しました。その結果、府民へのハンセン病問題に対する理解、偏見差別の払拭、それから回復者や家族の被害回復ということを目指して大阪府市ともに実態調査をしたんですね。その過程で大量の大阪府の事務資料が出てきました。府市がどのようにハンセン病に罹った方を取り扱ったのか、つぶさにそれがわかるものでした。行政として、その方々への被害回復の責任があるというところから、支援センターの立ち上げ、事業の実施に至りました。府からの事業委託には、三つのことが必要だったんです。一つ目は人、二つ目は場所、三つ目はお金・予算。支援事業に携わってくれるマンパワーが必要なんですね。二つ目は、ハンセン病問題の相談に特化した専用の電話、それからいつでも退所者の方が気軽に訪れて話のできる場所、サロン的な場所なんです。三つ目に予算、これが事業を継続していくために本当に大事なんです。大阪府では行政が予算立てをして、支援センターの活動ができているんですね。大赤字ですけれども。当初は里帰り事業の支援、それから啓発、入所者との交流ということだったんですけれども、退所者からの相談がものすごく多くなりました。当時退所者の方に職員としてピアカウンセラーとして携わってもらっていたのでつながりっていうのがあったんだと思うんですけれども、住宅のこと医療のこと福祉のサービスのこととか、やはり生活上の困難さというものが出てきたんですね。これではいかんなということで、大阪では毎年ハンセン病に係る担当部署を通して、退所者のいちょうの会との応接面談というのをしてます。その場で退所者支援の要望を知事に提出しました。そうして大阪では、回復者支援センターの事業がどんどんと進んできました。

支援センターの活動が広がるとね、今度は応援が出てくるんですね。認知されていくとやっぱり近郊に住んでいる専門医あるいは看護師、介護ヘルパーの経験者そういう方たちが応援、支援をしてくれるようになりました。昨日石垣での集会で聞いていましても、やはり一番大事なのは啓発かなと思ったんですね。特に療養所が二つある沖縄県、そして退所者が多い沖縄県で大事なのは啓発、交流、これは心に響く啓発であり心に響く交流、これが大事かなあと思いますので、やはり今後そういうことに力を入れて退所者がね、悩まなくても済むようなそういう支援体制というのを作っていただければなあと思いますし、それがモデルになればね、大阪でもそれを参考にさせていただきます。

亀濱　ありがとうございます。本当は皆さんにね、もう一回ずつ発言をいただいてから第二部に移りたかったんですけど、今の啓発ということが出ましたので副市長、啓発に関しては行政が取り組めることもあろうと思いますので、行政の取り組みとして一言お願いいたします。

長濱　啓発はもちろん大事でございます。ただこれを極端に言えば、どのセクションで誰がやるかということが少し問題になってくると思います。これはある意味、県と関係市町村との話し合う場が必要になると思います。そうじゃないと、広がりを持たないというふうに思います。

亀濱　ありがとうございます。第一部のパネリストの皆さま、中途半端な終わり方になってしまいましたがありがとうございました。

第二部

ハンセン病回復者が安心して暮らし続けるために

～医療・生活支援の体制づくりを考える

●報告者

・ハンセン病回復者・家族の抱える課題
知念正勝（宮古退所者の会代表）

・らい予防法がもたらしたハンセン病回復者に内在するセルフ・スティグマとその低減に向けて
河口朝子（長崎県立大学看護栄養学部学科長・教授）

・退所者・非入所者支援について
知念　一（宮古南静園園長）

・地域の医療機関から退所者支援を考える
本永英治（沖縄県立宮古病院院長）

●指定発言者

石田　裕（日本ハンセン病学会理事長・天草市立牛深市民病院）

●ディスカッション発言者・行動提起

内田博文（ハンセン病市民学会共同代表）

●コーディネーター

亀濱玲子（ハンセン病と人権ネットワーク宮古）

亀濱玲子　第二部のテーマは、「ハンセン病回復者が安心して暮らし続けるために～医療・生活支援の体制づくりを考える」です。これは自治会の問題も含めて退所者・回復者支援の仕組みづくりを考える、ということで、前年度の沖縄大会から二年連続で取り組むという流れになります。

まずは、知念正勝さんたちが沖縄ハンセン病回復者の会を去年立ち上げて知事に要請をしたというところ

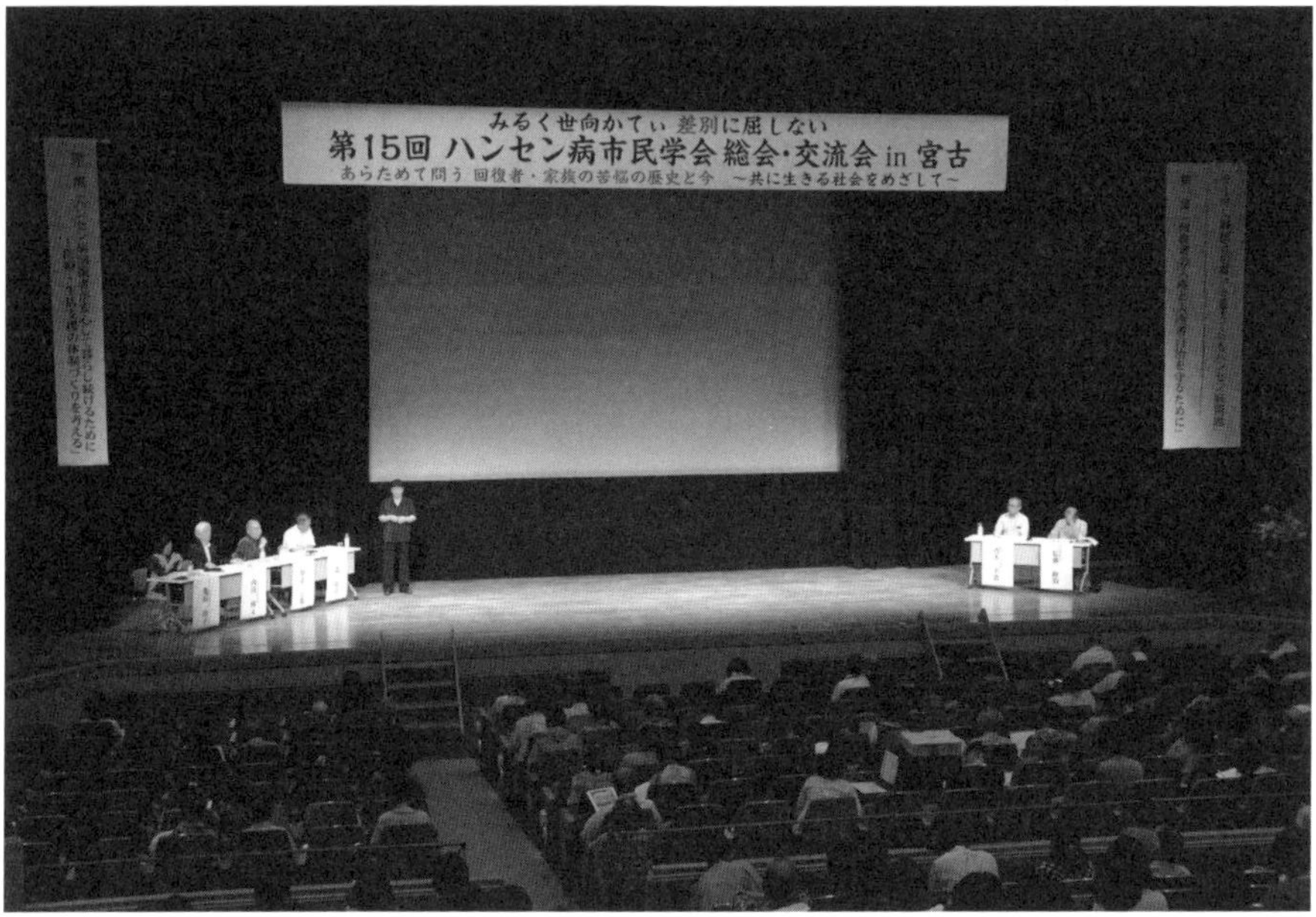
みるく世向かてぃ 差別に屈しない
第15回 ハンセン病市民学会 総会・交流会 in 宮古
あらためて問う 回復者・家族の苦悩の歴史と今 ～共に生きる社会をめざして～

から。追加資料の中にレジュメと、去年の五月八日に知事に要請した内容が入れてあります。そして退所者の数、加えて県がどういう事業をやっているかということが具体的に載っている資料を添付してありますので、それに沿って知念正勝さんの問題提起から第二部はスタートしたいと思いますので、よろしくお願いいたします。

知念正勝　先ほどお話ししましたように、私たちは退所者が閉じこもりがちである、あるいは年をとって裏傷の処置とかがきちっとできないままに過ごしているという状態を解消するのにどの方法がいいのかって考えた末、県に対してこのようなことを要求しますのでぜひ対応してください、対処してくださいという要望書を出しました。それをそのまま、趣旨を読ませていただきます。

「沖縄県は、全国でも最も多いハンセン病回復者（退所者・入所歴のない人たち）が地域で生活しています。しかしながら、そのほとんどの方々は、ハンセン病への差別や偏見を怖れ、そのことを隠し続けて生活しているのが現状です。そのため、地域の医療機関で受診することを躊躇し、後遺症を悪化させる事例も少なくありません。

一九〇七（明治四〇）年、日本のハンセン病隔離政策が制定され、一九九六年に「らい予防法」が廃止されるまで、約九〇年の間、「ハンセン病は恐ろしい病気である」とすり込まれ、地域から患者を排除する「無らい県運動」が国、地方行政、地域住民をも巻き込んで進められました。戦後、米軍統治下のハンセン病回復者は、「ハンセン氏病予防法」により管理され、生活保障のないままでの社会復帰で苦労を余儀なくされました。」ということでこういった鏡をつけて要望したのです。

要望事項としましては

一．退所者・非入所者の医療・介護等に関する回復者が受診できる体制の整備

二．地域生活を支える相談支援・同行支援・交通支援体制の整備

三．ハンセン病問題に関する啓発事業の強化

四．国への働きかけ、療養所の将来構想への取り組み

このような事を沖縄県に要望してあります。近々私たちは、これを県と具体的な話し合いを持って実施に移していきたいとそう思っております。（要望書別掲）

亀濱 ありがとうございました。

現在、沖縄県と向き合って協議会の場を要求しているわけですけれども、これはまだ設置されておりません。しかしながら、啓発事業に関しては、県は積極的に知念さんであったりほかの当事者の方が、講話を希望する学校へ県の職員と一緒に出向いて行って啓発授業を行うということはもう始めています。そういう前進したこともあれば、まだテーブルにつけていないことがあります。去年の夏は厚生労働省の担当の方が、沖縄県の回復者の方に対して生活支援や医療支援に何が足りないですか、何を望みますか、と聞く意見交換を行うことができました。この回復者の会が立ち上がったおかげだと思っています。これから具体的にやっていくということがあるだろう、形になっていくことがあるのではないかと思います。また後でお話をしていただきたいと思います。

また私たちは今回の市民学会で、当事者が抱える自分自身に向ける差別感の問題、スティグマという問題を取り上げます。そのことについて、河口朝子さんにご報告をいただきたいと思います。よろしくお願いいたします。

河口朝子 河口でございます。どうぞよろしくお願いします。ハンセン病を患った方々が病名をわからないように隠すとか、カミングアウトがなかなかできない、それは何なのかっていうことを私は考えてみました。その一つには様々な社会的に受けてきた差別・偏

見ですとか、彼らが「らい予防法」によって厳しく生活を制限された結果、心の中に深くしみ込んでいったもの、それを私は「セルフスティグマ」じゃないのかと申し上げているわけです。このセルフスティグマにはいったい何があるのかということと、セルフスティグマがなにゆえに起こってきたのか、そしてこれを低減していくためにはどのようにしたらいいのか、ということを考えてみたいと思います。

私は二〇〇七年と二〇〇八年に南静園で働かせていただく機会がございました。そこで入所者の方々が、お茶を出したら飲んでくれるかというようなことを非常に気に病んでおられるというか、心配しておられるというようなことをお伺いしたことがございます。なぜ人にお茶を出して、お茶をふるまわれた人が飲むのかということを、それほどまでに気にしなければいけないのかということがとても不思議でした。そこでこのようにスライドに載っているように、じゃあみんなでご飯を食べたらいいじゃないか、飲んだり食べたりしてみるといいじゃないかっていうことで、冬でも気温が二十二、三度くらいある宮古島でクリスマスガーデンパーティーを行いました。入所者、退所者の方、そして教会の方たちもたくさんお見えいただいて、楽しくお食事をしたわけです。二部構成で職員の子どもが通っているような保育園、幼稚園から子どもたちに来ていただいて一緒に歌ったり踊ったり、この時に子どもたちは入所者のところに駆け寄っていって握手を求めるんですね。普通に考えると、自然な行動だと思います。ところが子どもに触れたらいけないと、自分が子どもに触れるとうつすんじゃないかということを長い間そのように教えられているわけですので、子どもが手を差し伸べても手が出せないわけですね。それで保育園の先生が入所者に手をそっと添えて、子どもに握手をしてくださる場面がありました。その時に小さな声で「ごめんなさい」とおっしゃったんです。なぜ握手して「ごめんなさい」と言わなければいけないのでしょうか。どういうことなのかということが、私はとても気になっていました。そしてその方は子どもと初めて握手した、初めて触れた、子どもの手は白くてふかふかしてこんなに握手させてもらえてうれしいことはなかった、というようなことを職員にお話をされたということです。私は非常にそれが心の中に引っかかっておりました。

それで南静園を離れまして、私は大学に身を置くようになったのですが、ここにいらっしゃる多くの方々にいろんなお話を聞かせていただく機会がありまして、本当に感謝申し上げたいと思います。この中で自

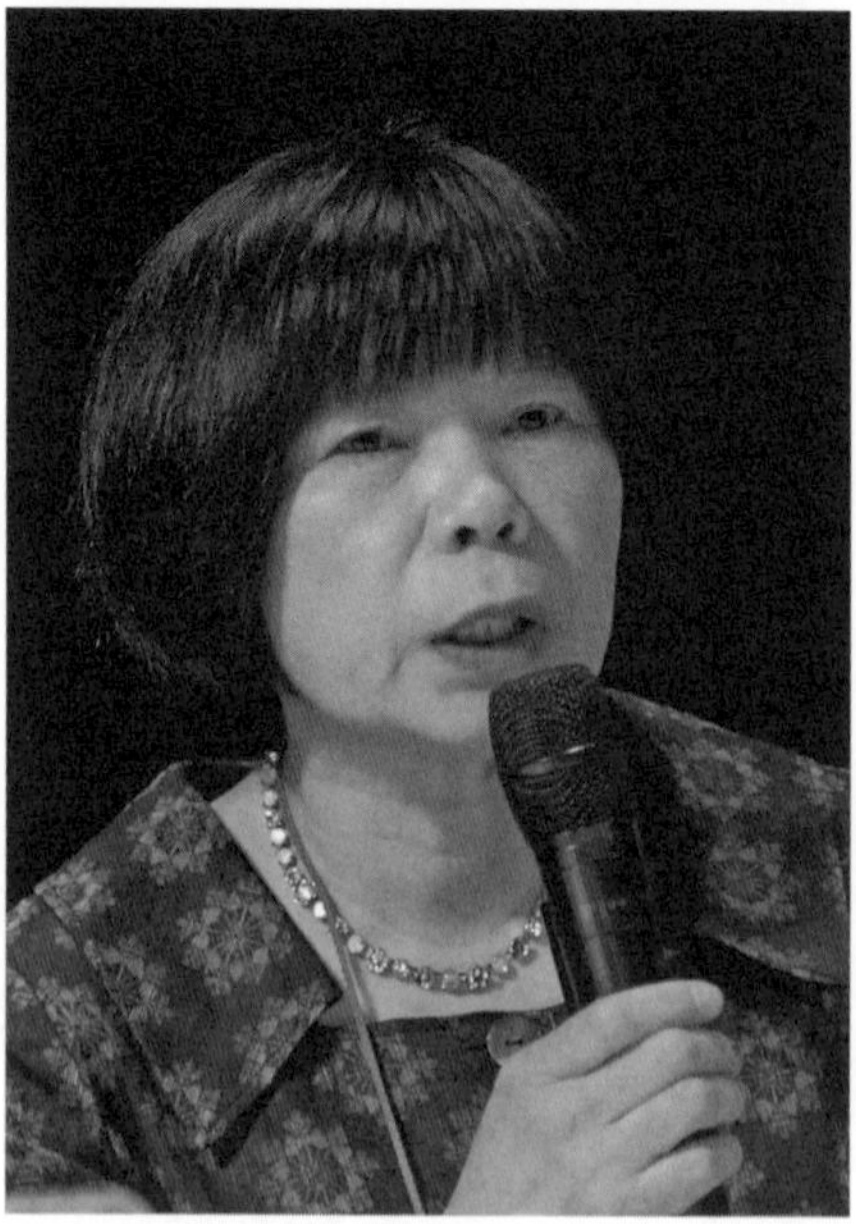

分はうつす存在であるというスティグマを抱えながら、小さくなって生活をされている。それは私が働いている時、医療者も私自身もそういうことがあるということは全く気付いていませんでした。なので、ケアが行き届くわけはございません。じゃあ何が起こっているのか、心の奥、胸の中に刻み込まれたものには何があるのかっていうことです。「ハンセン病をうつす存在」というところでは、同じ皿のものをつつけないとか、ハンセン病だから赤ちゃんを抱っこすることはだめだよね、というような認識を自分の中に持ってしまうということがありました。これは病院になかなか行けないということが先ほどから出ておりましたけれども、指が曲がっていたり足の指がなかったり、足を診ていただく時にどうしてもそれをさらけ出さないといけません。朗読でもありましたが、宮古の方々がよくハンセン病のことを「クンキャー」と言っている。「指が曲がっているっていうのはクンキャーの証だ」というように、少し足指の位置が変化しているということは、ハンセン病の証だということですとか。これがご自分の中に深く刻み込まれたハンセン病の病名ですね。ハンセン病だから病者だから、めでたい席に行ってはいけない。今は治っています。なのにそれがずっとしみ込んでいて、ハンセン病者は病気が治っても「病者だ」と「クンキャーだ」と。「療養所にいるということはクンキャーなんだ」って周りの人は思ってるんじゃないか、というような、大変さを抱えております。次のこれが最後のセルフ・スティグマなんですが、私は非常に大きな問題だなと思っております。「自分がいなかったら」といつもそう思っているとおっしゃった方がいらっしゃいました。自分がここに存在していることを否定して生きておられる。どうでしょうか。生きていけませんよね。私がここにいてもいいんだよというような保障をしないと生きていけないわけです。そういうことを誰にも言えないで、胸

の奥にずうっとしまい込んでいらっしゃる方がいるわけです。

そうしましたらなぜ心の中、胸の奥に刻み込まれていったのかということを「らい予防法」の観点から少しお話をしたいと思います。ハンセン病の人たちは、この「らい予防法」によって、強制的な隔離の規定あるいは消毒に関する規定で生活が窮屈な状態になっておられました。療養所には消毒をする場所があったり、そしてご自分が書かれたお手紙に消毒済みといったスタンプが押されて外に出していく、というような生活をしておられます。そして「健康な人に近づいてはいけない」というルールが、生活環境のいたる所にありました。ご家族がせっかく面会に来ても、面会するお部屋で手が届かない距離に座っておられるとか、面会の方が帰って行かれる時には洋服がびしょびしょになるように消毒をして帰って行かれるとか。ある人は職員の後ろを四メートルくらい離れて歩かなければいけないルールがあったんだとおっしゃったり、他にもきりがないくらい細かな、人に近づいてはいけないというルールがありました。じゃあこの健康な人に近づかないルールっていうのがなぜこのように今もしみついているかと言いますと、四〇年、五〇年、六〇年、七〇年「あなたたちは療養所でこういう生活をするのだ」と言われて生活をしますと、予防法が廃止された後に「今日からは自由にやってください」と言われてもどうでしょうか。予防法がある時は予防法によって他者が入所者の行動を監視している、管理しているわけですね。予防法が廃止された後は自分自身の行動に自己監視システムが働いて、そして「子どもに近づいてはいけない」、「私はうつす存在だから不用意に健康な人に近づいてはいけない」ということが、今でも残っているというような状況にあるんじゃないかなというふうに思います。これがこういう生活状況の中から法律が変わっても、生活習慣が一度に変化するわけではありませんので、接触することに戸惑いがあったり不安があったり、なんとなく抵抗や違和感があるというような状況にあるんじゃないかなと思います。

次に、スティグマには三つぐらいの段階があるのではないかと私は思っています。自分の中にスティグマがずっと植え付けられているから、いろんな行動を抑制しているということです。「スティグマはあるよ」と「自分の中に差別はある、人からも差別された、でも自分の中にもあるんだ」というふうにそれを自己認識する方がいらっしゃる。この方々は非常にごくまれな方です。スティグマが作られていく過程の中に、いくつかエピソードがございます。二つ、タイトルだけをご紹介させていただきたいと思います。差別されているると思い過ぎて、周りは気にしていないのに自分の中に差別感があるというようなことを言われている。「いろいろ自分たちは差別を受けているとかなんとかいうけど、差別は無論受けているんだ。自分も差別感がある。差別を受けて自分が思い過ぎていること、周りは何も気にしていないのにとかね。こう曲がった指で財布を取り出していて、私のお金を相手が数えて取ってくれる、そういうことをやってくれたら非常にうれしいよ」というエピソードですとか、うつらないと分かっているけれども、子どもの時の教えによって、日用品の共有や肌の接触行為を抑制するというようなことが語られました。スティグマを低減しないと自由に生活ができていかないわけですね。もちろん社会的なものに対して正しく理解していただくということは大事です。でも患った方々の中にあるスティグマを、ご自分自身が見ていくという作業をしないと。残された時間を人として生まれてきて本当に良かったなと思って、残りの時間を自分らしく過ごしていただきたいと、私は思います。そのためには自分に少しでも自信を持っていただきたいし、自分はこれからどう生きたいのか、そのためにどうしたいのかということを教えてもいただきたい。これは先に「自分の中にもスティグマがあるよ」というようなことを認識されている方々が、これから自分がもっと心が解放的になれるような可能性を持っている方々と一緒にですね、体験を共有していく、そして自分自身を認めて自信をつけていただく。こういうことがあるといいかなあと、少し何かやりたいなあと思っています。次のスライドに載せてる証言集ですとか、ガイドブックですとか記念誌、ここの中には南静園の方々の悲痛な心の叫びですとか、当時の生活ぶりがあります。ぜひ手に取ってみていただけるとありがたいなあと思います。

以上です。ご清聴ありがとうございました。

亀濱　ぜひこのスティグマの話を市民学会でしていただきたいとご案内を差し上げたところ、南静園でお勤めになっていたということもあって快く受けてくださいました。このハンセン病回復者の課題の一つとして、これからもっと研究していく、あるいは皆さんと一緒にこれを克服していくプログラムを作っていただきたいと思います。

続いて、南静園で医療と生活の現場に立ち続けていらっしゃる知念一園長にも、一般社会で生活するハンセン病回復者の医療に関してということで、ご発言をお願いいたします。

知念一　皆さまこんにちは。南静園園長の知念と申します。今回私がいただきましたテーマは、元ハンセン病患者の皆さまの医療に関することです。一八七三年にノルウェーで、ハンセン病の原因である「らい菌」が発見されました。それから時が過ぎまして一九四三年、発見から実に七〇年も経ったころにやっとハンセン病の特効薬であるプロミンという薬が開発されました。ちょうど、戦争の真っ最中でした。けれども、開発されて三年後には日本にも入ってきています。その頃からハンセン病は治る病気ということになっています。ところで皆さま、ちょっと想像してみてくださ い。「あなたのハンセン病は治りました」と言われて、

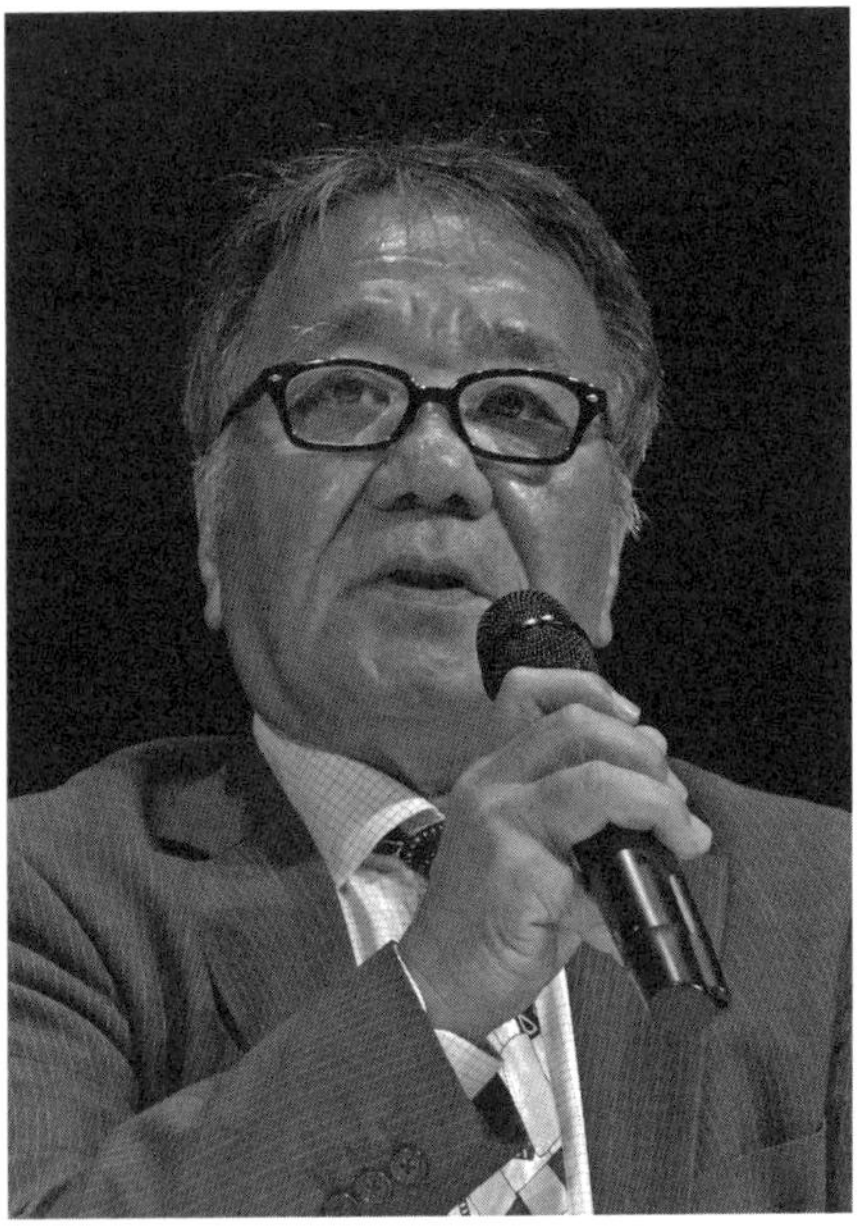

それを心から納得して受け入れることができたハンセン病の患者さんたちは、どれくらいいたかと想像してみてください。私はおそらく手足、顔、その辺に変化ができた人たちは全く受け入れることができなかったんじゃないかと思います。ハンセン病が治ったというのは、体の中にらい菌がいなくなったとただそれだけの意味です。それは人にうつすことはないよ、という安心できる意味でもあるんですけど、これ以上の意味はありません。ただハンセン病というのは、神経が障害される病気です。体温が比較的低い、風に当たりやすい顔面、手足、そっちの方でらい菌が増えるわけで、そこの末梢神経が障害されます。そうすると指が曲がってきたりとかあるいは腕が曲がったり顔がゆがんだり、そういうふうな変化が体に起こってきます。こういういっぺん出た症状は、神経が回復しない限りは症状が全く回復する期待はできなくて、むしろ時間とともに悪化していきます。残念ながら今の医学では、神経の障害というのは全く回復させることのできるレベルに達しておりません。神経がやられると、感覚がなくなります。そうするとどうなるかというと、普段は意識していませんけど歩いていて足の裏が痛くなった、けがをしたっていう時に我々健常人は歩くのをやめます。立つこともやめます。座り込みます。と

ころがハンセン病の患者さんたちは、そういうことを感覚としてとらえることができません。ですから傷が残っていても血が流れていても目で見ないと確認できない。そういうふうに、傷が悪くなるまでどんどんどんどん悪化させます。普段気を付けているつもりであっても、また同じことを繰り返す。人間とはそういうものです。ですからそういう傷がどんどん悪くなって、足の変形やら、場合によっては足を切断しないといけないとかそういうこともでてきます。それからですね、先ほどの知念さんもおっしゃってましたけど火傷《やけど》の問題です。我々人間は一般的に熱いものに触れたらすぐに手を引っ込めます。だけどハンセン病の人たちは、その熱いというのも痛いというのも感じることができませんので、熱いかどうかわからないままに熱いものを持ってます。そうすると火傷がどんどん深くなっていって、取り返しのつかないような火傷になる。そういうのがハンセン病の恐ろしさです。治りましたというハンセン病のはずが、症状はいつまでも続く。どんどん悪くなる。そういうのが、ハンセン病です。

ハンセン病の簡単な紹介でしたけれども、テーマとしましては元ハンセン病の患者さんたちに今後どういう医療を我々が提供していくかということなんです。

まずは元々ハンセン病であられたということでも、ハンセン病の後遺症の他は一般の人と全く変わりありませんから、一般の病院を受診することに全く遠慮はいりません。ただ河口先生がおっしゃっていましたように、一般の医療機関を受けちゃいけない、受診しちゃいけないみたいなそういう刷り込み現象がありますのでなかなか足が向かない。そうしているうちに、傷が悪くなっていく。そういうことが多々見受けられます。一方、それでは南静園のようなハンセン病施設ではどうかといいますと、すべてのハンセン病の合併症に関しましては対応できるように準備しています。ですからいつでも受診していただければハンセン病に理解のある医者をそろえていますから、その人たちが傷の手当てには携わります。傷の手当て、あるいは火傷の手当て、あるいは顔のゆがみ、そういうことに関してもできる限りのことをやりますけれども、何せその施設としてあまり充実しておりません。南静園でできる医療というのは限られていますから、もしも私の所で無理な時には、適切にちゃんと治療できる所を紹介して受診してもらいます。退所者の方もそうなんですけれども、現在南静園では高齢化が非常に問題になっています。この人たちの身体症状というのは、ハンセン病の後遺症による変化と老化による変化、これがダブルで襲ってきてますから非常に深刻な問題です。ですからこういう時にどうするかといいますと、ハンセン病施設としましては入院治療もできますし通院もできます。ただそれだけではなくて、一回でもハンセン病に罹ったことのあるという方であればいつでも好きな時にハンセン病施設に入園できます。ですから治療目的でもよろしいし、あるいは老健施設のようなつもりで「ちょっと体が弱ってきたから、自分の身の回りのことができなくなってきたから頼むよ」というふうな形で気軽な気持ちでいらしていただいても十分に対応できるようにしています。南静園ではできる限り自分の所ですべての医療を完成させるように努力していますけれども、やっぱり専門性の高い病気とか、それで足りない時は高度な医療を施行できるところへ紹介して、受診していただきます。こういうことをやっておりますので、一般社会で暮らしていらっしゃる皆さんは、ぜひいつでも南静園を受診されるようお願いしたいと思います。私の話は以上です。ありがとうございました。

亀濱　ありがとうございます。先ほど知念正勝さんのお話の後に、厚生労働省の担当者の方と退所者がお話をする機会がありましたと話しました。その時に、沖縄には退所者支援を行う「ゆうな協会」というのがあります。今、園長先生からもお話がありましたけれども、どういう治療を地域で受けられるか、あるいはどういう生活支援が受けられるかということが、希望の中に出てきているわけですね。

その時に退所者の皆さんが、県立宮古病院の本永英治先生に、県立宮古病院の在宅の家庭医療センターという地域での取り組みの中で、ハンセン病の回復者のことを一緒に考えていくことはできるのか、ということを問いかけたんです。今日は本永先生にこの場においでいただいてます。地域の医療機関から退所者、非入所者支援を考えるというテーマでお話をしていただきます。よろしくお願いいたします。

本永英治　こんにちは。県立宮古病院の院長の本永と申します。よろしくお願いいたします。今日はこのようにお呼びいただき、勉強の機会を与えていただいてありがとうございます。私は今の亀濱さんと知念さんに、ハンセン病の特に退所して宮古島市で暮らしている人の今現在の問題をどのように考えておられるかっていうのを聞くことができました。私も聞きながら、何かお手伝いできることはないかなっていう視点でちょっと話をしてみたいと思っています。また私は今県立宮古病院で先ほど家庭医療センターという話をしましたけれども、今、日本全国で、総合診療医とか家庭

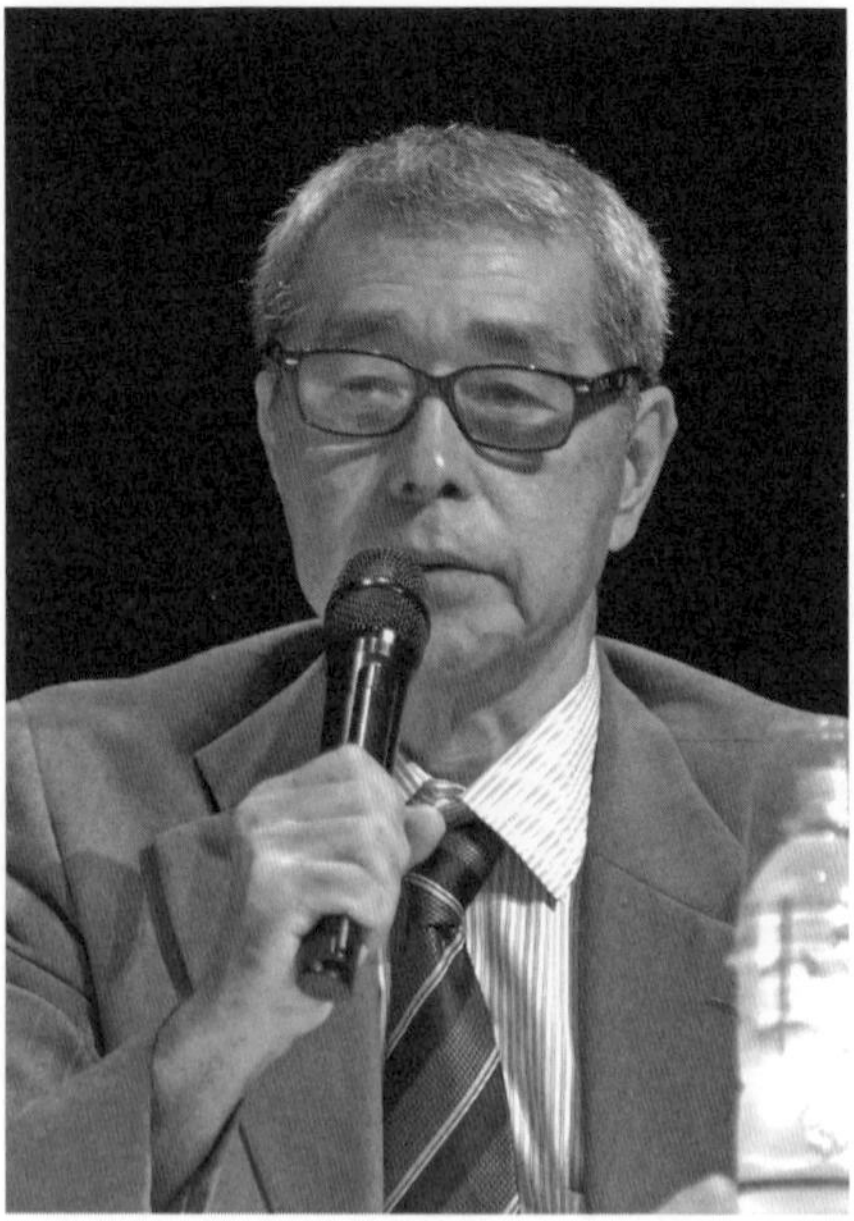

医療っていうものに、テーマが結構注がれています。私も実はリハビリを専攻した医者なんですけれども、今リハビリも含めてですね、総合的に一人一人の患者を診られるような立場で医療をやっていきたいっていうふうに思っています。今現在、宮古島にある医療の問題をやっぱり一つ一つ丁寧に洗って、どのような問題があってそれをどのように解決していけばいいかなということを受けて、まだ入ったばっかりなのでこれから問題を問いかけていこうかなと思っている次第でございます。

過去、現在、今後としましたけれども、これも本当はもっともっと古い明治あるいは江戸そういった辺りから続いているこのハンセン病の問題があると思いますけれども、簡単にまとめたのがこの図になります。今、1．に関してはこれまでにもずいぶん話されてきたと思いますので省いてしまいたいんですけれども、特に問題になっているのは二〇〇九年です。「ハンセン病問題基本法」ができてハンセン病に罹った人たち、それから退所した人たちをサポートしていこうということを、国が責任をもってサポートするという法律ができたということですね。それに基づいて国と地方自治体はそうやって退所した患者を含めた医療をずっと未来永劫にサポートしていくっていうことになったということを、私なりに勉強してここに載せました。ここが、一番大事なところかなと思っています。それから二番目に今、私の前に話された人の特に知念さんの意見を聞いてですね、今どういう問題があるかっていうのを自分なりにちょっと整理してみようと思ったのが、現在というところです。あと三番目に今後ということで話してみたいと思います。現在、退所者の問題があり、あと家族の問題があると聞きました。それからハンセン病の施設を退所したんですけど、やっぱり現実の島社会という中で生きていくのが非常に難しいというふうに思っておられるということですね。頭の中で考えてもわかると思います。宮古島の小さな村の出身の人がいきなり東京なんかに行っても、やっぱり環境に適応できないですね。社会のこれまでの長い積み重ねてきた視線、そういった社会のこれまでの通念そういったものに我々はとらわれていきます。そういった中でなかなか築き上げられてきた「文化」を超えて自分自身を適応していくっていうのは非常に難しい、というのは私もわかります。それから、先ほど知念さんもおっしゃっていたんですけれども、退所者が高齢化してきているというこれは非常に大きな問題なわけですね。一人一人が全ての臓器が老化していくんですね。私も六二歳ですけど、日々やっぱり老化というのが少しずつわかってくるんです。七〇、八〇となるとですね、もっとすごいんじゃないかなというふうに意識してます。通常の高齢者でも毎日症状が違うんです。今日首が痛かったら、翌日は腰が痛かったり膝が痛かったりということで、絶えず症状が変化していくんです。高齢化していくと、さらに複雑に絡み合っていろいろなことを訴えてくるというのが特徴です。その中で元通りに若返るということはまずないので、必ず弱っていくというのを意識すると思います。そうやって自分が老化していくことに対する不安、生活の不安ですね。今日は目が見えてるけど目が見えなくなったらどうしようかとかです。それから車を運転しているけど、ちょっと注意力低下してきて物忘れがひどくなってきて、車の運転が怖くなったとかですね。社会の中で生きていくのにそのような不安があります。それから認知症の問題とか、いろんなことで一人で自立できなくなったら社会でサポートしていくっていう介護関係の制度が今はあるんですけれども、退所者の方も同じように高齢化していくので、そういう不安はおそらく募るんじゃないかと思います。そしてもしそうなったらやっぱり外出ができなくなる、外出できなくなったらちょっと孤立してしまうんじゃないかとか、誰も私の所に来なかったらどうしようとか、そういった不安は出てくると思います。

それから不足する医療介護の現状です。これは日本の社会が全体的に高齢化に入っていまして、宮古も人口が五万四〇〇〇人ですけれども二〇三〇年になると四万四〇〇〇人くらいになると言われています。そのうちの三〇%以上が六五歳以上の高齢者になるっていわれていますので、高齢者をみていく若い人が不足して宮古島全体の看護師も不足しているし、全ての介護施設で人材不足の状態に陥りつつあるんです。今、中高生、小学生のうちから宮古にちゃんと帰ってくるんだよというふうに声をかけてはいるんですけれども、それでも若い人の人口は減っています。そういう問題もあります。そういう中で医療、介護を担う人材を確保していくという問題がもう一つあると思います。それから、先ほど言われた河口先生のセルフスティグマの問題は、もう話されているので飛ばそうと思います。

もう一つ大事なのがハンセン病の後遺症があって、それに対してどのくらい本当に専門的なものが必要なのかっていうのが大事なところだと思います。我々の宮古病院で糖尿病の知覚障害の方がいて、フットケアを最近始めたばかりです。今専門の看護師を養成して二人配置しています。例えばそういう知識でですね、我々が対応していけるかどうかっていうのが非常にキーポイントじゃないかなと思っています。それ以外に、あと誰でもそうですけれども、年を取ったら認知症になっていきますよね。六五歳、七〇歳以上になると五人に一人は認知症らしいですよね。そういう認知症の問題があるとか、これも別に特殊なハンセン病の専門医じゃないと診れないっていうことはなくて、一般的な医学・医療のレベルで診られると思います。あと眼科とかですね、それから末梢神経の多発神経炎が起こるというように私も勉強したばっかりなんですけれども。そういうことに対する専門的な見方、専門的な治療というのが、これが本当に我々の中でできるかどうか。それから我々が研修したり勉強してきたら対応できるのかどうか、そういう問題があると思います。あと一番大事なのが、例えば皮膚のいろんな問題を診れるとか、そういった眼科の対応ができるっていう以外のことです。先ほど言ったように、人間というのが生まれて今までに生きた人生の長い歴史の中で、非常に複雑化した状態でいるわけです。トータルに一人の人間を見ていくということをしないといけないと思いますので、必要になっているのは僕はそこじゃないかと思ってるんです。私も六〇年という歴史を背負って皆さんの目の前にいるわけですけれども、そういった総合的な医療でアプローチし、それから生活のサポートをする、生活の視点をきちんと意識してサポートできるかどうかっていうのが一番の鍵だと思います。だから例えば、看護師や医者を配置するんですけれども、その人たちが歴史的なことを飛ばして目の前にいる患者のことだけを一所懸命に業務的にやってたら、それはおそらくうまくいかないんじゃないかと思います。やっぱりこの人たちの一人一人の個性を考え、複雑な流れを考え、歴史を考えてサポートすることが一番求められていることなんじゃないかなあというふうに個人的には思っています。

最後に沖縄県の医療政策の問題っていうのは、やっぱりきちんと理解する必要があるかと思います。これは国の責任であり例えば国の下部組織である沖縄県がですね、地方自治としてちゃんとハンセン病の退所者問題を考えて責任を持ってやっていくかということを改めてこの学会できちんと整理して、そうした上で取り組んでいったらいいかと思います。あとですね、地域におけるハンセン病への視点というので大きな字を書いたのはやっぱり退所者の健康問題ですね。その中でさっき言ったような皮膚ケアっていうのがすごく専門的なものなのかということです。例えば先ほど話した糖尿病のフットケア外来ですね、そういうふうなことなどで対応できるかっていうのを、きちんと整理するのが大事なことだと思っています。

それから次に行きますね。一応今後ということです。宮古島地域における視点ということで、どうしたらいいかっていうのでちょっと考えてみました。まず退所者が非常に困って不安に思っているので、やっぱり退所者の医療、介護のサポートが非常に必要性が高いんじゃないかなと思っています。高齢者としての退所者が目の前にいますので、やっぱり高齢者支援をしないといけないだろうと。その人たちがハンセン病の元々の機能の障害もあるんですけれども、高齢となって通常の身体機能も低下していく、そういったことに対するサポートですね。それから先ほど言った末梢神経の多発神経炎とか、細胞性免疫の反応により熱発したりとか、感染を起こしたりいろんな反応も起こるというふうに聞いています。そういった専門的な医療のサポートもできるかどうか、ということがあります。あと当院ですね、宮古病院の中で可能かどうかというのは一応我々の職員への投げかけで、やっぱりみんなでこれは考えていかないといけないかなと思っていますので、この一週間、今のことをずっと考えていたんです。本当にこれは宮古病院のある部門だけでできるんじゃなくて、いろいろ考えた結果、やっぱり今、複雑な人たちというのは結構います。別にハンセン病じゃなくても、精神科の疾患を持って高齢者の九五歳くらいのお父さんとお母さんと暮らしている人とか、あと夫婦ともに寝たきりだけどお金がなくて困っている人とか、そういった複雑なケースというのは結構我々の目の前にあるんです。そういった複雑なケースを見ていく方法としては、やっぱり他の職種とか、他の組織と一緒になって地域でみんなで見ていかないとうまく解決しないんじゃないかなということを考えています。

そういうことで、退所者のことをみんなで院内でも検討していくし、地域で、宮古病院だけじゃなくて地域の医師会とか看護師会とかそういったものを含めたところでも話を持ち出して、みんなに提案していきたいと思っております。これは私も今回が初めてというか、ある意味では真剣になって、自分自身の頭の中に少し問題意識として明らかになってきたことです。それをきっかけにして、アクティブな活動につながればいいかなというふうに、地域を特に医療を巻き込んで、いろんな職場職種の人たちを巻き込んで解決できたらいいかなと思っております。以上です。

亀濱　ありがとうございます。退所者、回復者の方々は、この点を一緒に考えて何か工夫ができるんじゃないかと、希望を持って話し合いを進めたいと話されています。昨年、ふれあい福祉協会が全国の退所者実態調査を行いました。そのまとめで、同世代の高齢者だけではくくれない、特別な末梢神経に問題がある場合にはもっと手厚くしなければならないという提言がされています。

会場には日本ハンセン病学会の石田理事長がお見えになっていると伺っておりますので、今ドクターお二人がお話しされましたけれど、ハンセン病学会がこのことをどんなふうにお考えなのかということをお話しいただいてよろしいでしょうか。

石田裕　皆さんこんにちは。日本ハンセン病学会の理事長をしております石田と申します。私は四、五年前から参加させていただいているんですけど、理事長というか学会として発言するのはちょっと気が重いんですけれども。今議論されていたこと、ハンセン病学会も同じような認識をしております。ハンセン病学会というのはハンセン病とそれから周辺疾患の診断治療ですね、それから基礎医学から臨床医学、社会医学までの学術研究を行っている団体です。ハンセン病学会としては、現在「らい予防法」が廃止されてハンセン病の診断治療および後遺症の治療は一般医療機関で行うことになっていますので、それに対する技術支援をできるのではないかということです。ハンセン病診療協

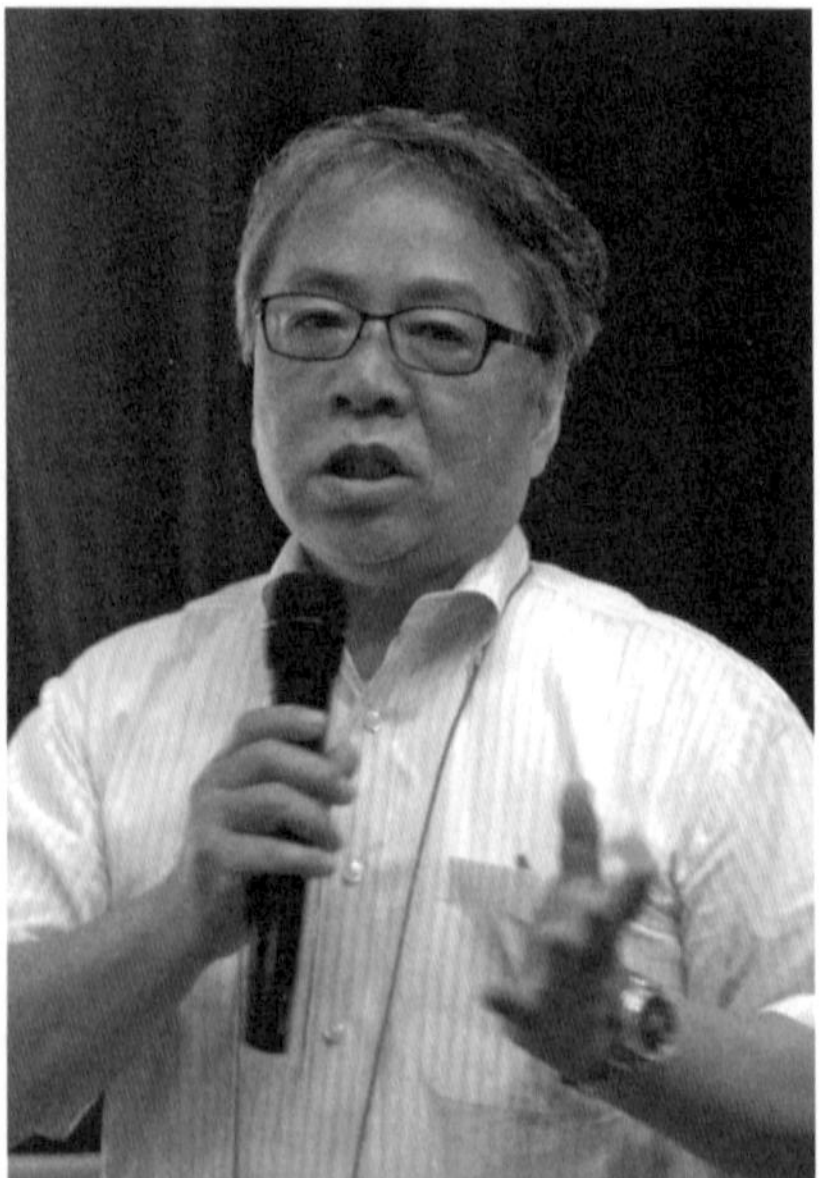

力ネットワークというのを作りまして、以前からやっていますけれども、あまり利用されていなかったんですね。今年の三月にそれを改訂しました。それはハンセン病学会が学会として責任を持って紹介できる人だけをリストに挙げて、対応もできるだけ迅速にするということで、現場の医師や医療従事者あるいは医療機関に対する技術支援を行うということです。あるいはそのほかに患者さんご自身でも回復者の方でも、ご家族の方でも、もちろん気軽に相談していただければいいと思います。学会としてはそのようなことで、今日本ハンセン病学会のホームページに公開しております。私たちは、ハンセン病の新患及び回復者の方々の医療に対する支援を、ぜひ喜んで行っていきたいと思っております。それが一つですね。

それともう一つは啓発文書です。私たちはいろいろな所から出されている啓発文書を目にすると、ちょっとなんていいますか、これは明らかに間違っているんじゃないかとか、腑《ふ》に落ちない点があるとかいうところが多々あるんです。それに関して、学会としていちいち修正を求めるようなことはちょっとできませんので、学会として最新の医学科学的な研究を踏まえて、わかりやすいハンセン病の啓発文書のひな型を作ろうということです。これは市民学会の共同代表であられる和泉先生を中心に今ほとんど完成していまして、今月末には学会のホームページに公開する予定です。ですからそれも皆さまはご利用くださいまして、医学的なところで、正しい知識で啓発活動を行っていただきたいというふうに私たちは希望しております。

もう一つは、ハンセン病は終わった病気ではありません。世界ではまだ二〇万人以上新患がある病気で、日本でもゼロではありません。数名の方が新患発症されます。それに対する新患調査はずっとハンセン病学会はやっていました。らい予防法下では法律に基づいてやっていたわけですけれども、らい予防法が廃止されてからもずっと続けていました。けれどもその方法論についていろいろ問題があるということで、学会としても新患調査をハンセン病研究センターと協力して行うことにして、今準備を進めています。これは邑久光明園の青木先生を中心に作業を進めておりますけれども、その一番のポイントは人権を最優先にする新患調査にすることをハンセン病学会は目指しております。新患調査によって新患の方に何らかの不都合が起きることが絶対ないようにするように、その正確性とかは二の次にして、人権を最優先にするような新患調査を学会として行っていきたいということです。一応、この一、二年の学会の活動を紹介させていただきました。ありがとうございました。

亀濱　これまで、ハンセン病学会が、ドクターの皆さんが活動されている組織ということは皆さんご存じかもしれませんが、特段回復者支援ということに関して、ハンセン病学会に何かお聞きしたいことはありますか。内田先生は、いかがですか。

内田博文　最初に基調報告の中で問題提起をさせていただいたんですけれども、現在の状況っていうのはいろんな問題を抱えている。それから当事者の方々が高齢化し少数化している。残された時間は、少なくなってきている。各地方ごとに抱える問題というのはいろいろ差がある。自治体の取り組みも都道府県レベルでいいますと非常に温度差がある。市町村レベルでも療養所を抱えている所とそうでない所で、かなりの温度差がある。そういう状況の中で、今日は当事者の方たちから厳しい状況にありますよというお話をいただきました。具体的なお話をいただきましたので、こういう厳しい状況にある、課題がたくさんある、解決のために残された時間が減っていっている状況にある、地域によってかなり抱える問題に違いがあるというようなことは、具体的な形でおわかりいただいたのではないかというふうに思います。

厳しい状況にありますけれども、厳しいから諦めるかということではなくて、だからこそみんなで力を合わせて、そういう問題に取り組んでいかなければならないというふうに思います。今日はパネリストの方々から、厳しい状況だけれども問題解決のために非常に明るい、我々にとって希望といえるようないろんな取り組みをご紹介いただいたんだろうと思います。宮古での取り組みを中心としてご紹介いただきましたけれども、宮古だけではなくて全国各地でそういう未来に向けた明るいっていいましょうか、そういう取り組みを各地でしていただいているんだろうと思うんですね。家族訴訟っていうのも、そういう非常に大きなものの一つではないかと思っているわけです。問題はそういう各地で取り組んでいる情報を全部で共有すること。情報共有にでこぼこがあるっていうような状況がございますので、宮古での取り組みを全国に広げていくとか、あるいは先ほど原田さんから大阪での取り組みっていうようなご紹介がございましたけれども、大阪での取り組みを全国に広げていく、そういう情報の共有をしていくことが大事だということもご理解いただいたのではないかなと思います。それから課題を共通に認識していく、問題解決の方向を共通に認識していくということを通して、そういう先駆的な取り組みを広げていくということが重要ではないかなというふうに思います。そして何よりも重要なことは、そういう問題解決に向けて基本になるというのは当事者主権といいましょうか、当事者の方々のお考えとかお気持ちとかご要望とか当事者運動を何よりも基本にしながら、それをバックアップさせていただくということで、寄り添うという形で問題解決させていただくということが、何よりも重要なことだということもシンポジウムの中で全体で共有できたのではないかなと思っています。

市民学会が創設されましてかなりの時間が経つんですけれども、市民学会を創設した思いというのは皆さん方も私どもも皆同じではないかなと思うんですね。ハンセン病問題の解決に少しでも役に立つことができれば、当事者の方々のお力に少しでもなることができれば、当事者の方々の運動に少しでも寄り添うことができればというのが、市民学会の原点であり、皆さん方全ての会員の方々が等しく共有されている点ではないかなあというふうに思います。そういう市民学会の会員の方々が共有されている思いというものをですね、ハンセン病問題の解決に向けて実現していこうというのが、今日のシンポジウムの一番大事な部分になるのではないかなという感じがしています。それぞれの会員の方々がそれぞれの地域でそれぞれの立場で当事者の方々を支援する、サポートさせていただく、そういうことを通してハンセン病問題の解決に少しでも尽力できればというふうに思っておりまして、そういうことを皆さん方とですね、改めて確認したいというふうに思っておりますけれどもいかがでしょうか。

(拍手)

改めて確認させていただいた、これを我々の活動の原点にして、市民学会としてハンセン病問題の解決に向けて少しでも力を発揮することができればと考えております。どうもありがとうございます。

亀濱　ありがとうございます。内田先生の方にまとめていただきました。まだもう少しお時間がありますので、先ほど知念正勝さんがお話しになっていた県に向けて行動を起こしたことについて、知念さんが感じられたことを少し付け加えていただいてよろしいでしょうか。全国の退所者の会代表でもありますので、よろしくお願いいたします。

知念正勝　全国の退所者が給与金というものを受給して生活しています。私が非常に不思議でしょうがないのは、沖縄県は確か非入所者を併せて五〇九人いるんですね。二〇一九年の四月現在で、全国で退所者給与金受給者は一〇一六人、その中で沖縄県は四四五人。

非入所者給与金受給者は全国で八二人、沖縄県は六四人なんですね。ゼロの県とか一人とか二人とか、全国ではこういう県が三十何県もあるのです。どうしてこういうゼロの県あるいは一人だけっていう県があるのか。療養所を出ても、ハンセン病の回復者が住めない県、偏見差別が極端に強いところじゃないかなと思うんです。これについて何か理解できるようなものがあればいいなあと思っています。

さっき話していた私たち回復者はあまり全国的な情報というんですか資料を持たないんです。こと宮古島、石垣島ということで言えば、私は個人的にずっと交流している関係もあるんですけれども、石垣島では大体回復者は一七人くらいですね。宮古群島は五〇に足りない。四〇いくらかと思います。前もって、連絡を入れて、集まりがあるから来てください、必ず来てくださいよと言ったんですけど結局集まったのは二、三人という程度です。ですから宮古の場合はどれくらい会場に来ているか分かりませんけれども、少なくとも一四、五人くらいは来てくれないかなあというふうに思っているんです。

やっぱり私たちは、自分たちが本当に安心して社会で皆さんと一緒に同じ人間として生きていくためには、さっき副市長さんが言っておられたことがあるんですけれども、回復者も同じようにハンセン病に対する正しい知識を持って、勇気を持つべきじゃないかと言われたのがその通りだと私は思っております。ハンセン病の正しい知識は、何もハンセン病じゃなかった人たちにだけ伝えるべきものじゃなくて、回復者も含めて同じようにハンセン病の正しい知識の普及には努めていかなければならないんじゃないかとそう私は思っております。

亀濱　パネリストの皆さんの中で、これだけはまだどうしても言っておきたいということがありましたらお願いします。

本永　ちょっと考えたことをまとめてこれははっきりさせた方がいいんじゃないかなっていうので先ほど言われたようにですね、この問題を取り扱うというんですかね、そうやって受ける窓口をきちんとするということですね。それは、例えば沖縄県のどこどこの課の何課っていうふうにきちんとするということと、それに交渉していく委員会をきちっと設置していくということですね。

それから例えばニーズはこんなふうにいっぱいあるよって今話したけれども、これを全部一気に解決していこうとすると非常に負担っていうかね、ちょっと複雑なイメージが強いので、やっぱりできることから始

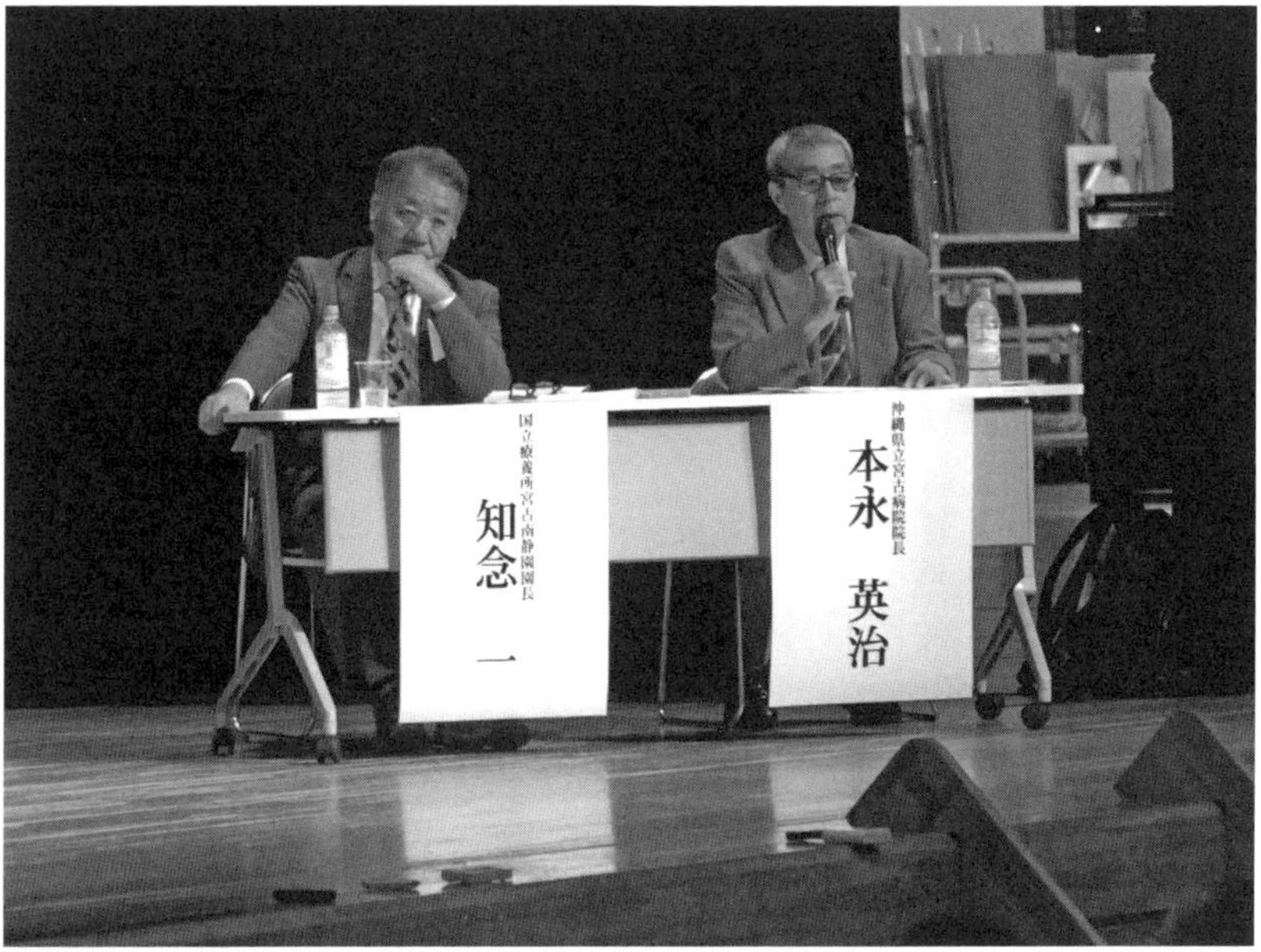

めるっていう考え方の方がより現実的じゃないかと思うんですよ。では何ができるかっていうとですね。例えばフットケアに一つ焦点を当てて、フットケアに関するサポートを何とか地域で作り上げていこうということも一つです。もう一つはさっき言った、今、高齢化で心配しているわけですから自分の身体機能がもっと落ちていくんじゃないかとか、そういったことでちょっとソーシャルワーカー的に少し全人的にちゃんと相談に乗ってくれる体制を作る。だからすべての臓器障害の急変に対してとか、そういうふうになっていくと、非常にサポートする側の負担が相当増える可能性があるので、今できる範囲内で小さなことでもいいからフットケアをきちんとサポートするようにみんなでしていこうとかですね。それから今ここら辺の心配事の相談相手をきちんと、在宅だったら在宅で見回りしながら声をかけていってちょっとおしゃべり、それも普通のおしゃべりですよ、決まりきった職業的なものじゃなくて、無駄話しながら、見回りしていくとかいう環境を作っていくとか、そういったものが今一番現実的じゃないかなと思うんですよ。それを例えば訪問看護とかが行って、二四時間体制でというと、ちょっと尻込みしてくるようなところもあるし、そういうアイディアを出して、いくらぐらい予算があるのかどう

かとか、どのくらいかかるかっていうのをある程度出さないと、要求になっていかないいんですね。
　ある意味ではまずはできることからスタートして、それがうまく循環したらもっともっとニーズに応えていく。一番大事なのはやっぱり先ほど残された時間が非常に少ないと話されていましたが、そこは真実だと思います。そこは絶対みんなで共有して、残された時間は少ないからやっぱりちゃんとしようよ、っていうふうな形でできることから始めていけばいいかなと私は思っています。
亀濱　ありがとうございます。本永先生、県に要望したことに、例えばフットケアであったり、一人で行けない医療機関への同行支援であったり、より具体的なものが出されているんですよね。今、先生がおっしゃっているように、例えばどの機関でどういう支援だったら可能なのかということを、ぜひ県と宮古島市、自治体は何ができるのか。県は何ができるのかということを実は協議の場で形にしていきたい。今の先生のアドバイスもそうですけど、宮古でこれなら可能だというようなことを先生がおっしゃっていただいたので、これは開業医、宮古地区医師会でそれがもしできていくのであれば、希望を持っていたいという当事者の意見でした。それで今、フットケアが地域でできるのではないかという提案がハンセン病学会からあるとお聞きしていたのですが、よろしくお願いいたします。
石田　ハンセン病学会の課題について言い忘れました。ハンセン病学会のこれからの課題は、やはり沖縄のハンセン病回復者の後遺症の問題に焦点を当てていきたいというふうに思っております。それに関してはもちろん技術支援もありますし、ガイドラインの作成とかいろいろあるんですけれども、やはり現場の医療機関の協力を得てネットワークを広げて安心して後遺症、障害の診療、治療に行っていただけるような体制作りをハンセン病学会としてどこまでできるか分かりませんけれども、今年の課題として取り組んでいきたいというふうに思っています。以上です。
亀濱　石田先生、ちょっとお聞きしますけれど、ハンセン病学会がその姿勢でいらっしゃるのであればそれは全国的にどこに暮らしていても受診ができる、フットケアが受けられる体制までを先生はイメージされていますか。
石田　ハンセン病学会は全国組織ですので対象は全国と私たちは考えています。ですけどもとりわけ沖縄の特殊性といいますか、島問題とかいろいろありますので、そこに少し焦点を当てて考えていきたいと思いますけれども基本的なところは全国です。私たちとしても一つの学会ではできませんので、フットケア学会とか、他の糖尿病学会とかとも相談しながらいろんな対策を作っていきたいというふうに思っております。

亀濱　それは例えばハンセン病学会が地域の医療機関に技術を伝授する、それを高めてスキルを上げていく、安心して受けられる技術まで高めていくというようなイメージでとらえていいのですかね。

石田　そうですね。やはりですね、「ハンセン病の回復者が初めていらして、診たことがないから自信がない」とか、そういうことをおっしゃる開業医の先生もおられますので、その辺を超えるためのわかりやすいガイドラインの作成と、それをすぐにインターネットで入手できるようにするとかそういうこと。それからもちろん医療機関のネットワークを訪問したりして作り出していくと実際のネットワーク作りもしていきたいと。技術支援あるいは具体的なネットワーク作りも両方、私たちこれから本当に何ができるかは確約できませんけれども精いっぱいやっていきたいというふうに思っております。

亀濱　ありがとうございます。ハンセン病市民学会でこういう具体的なやり取りができるということで、一歩前進していくのかなあと。ただ当事者が安心してかかれる医療機関というにはもっと、今、河口先生がおっしゃった心の傷あるいは心の差別感やスティグマの問題というものも併せてケアしていくということがないといけないのかなと思っています。長い時間お付き合いいただいてありがとうございます。最後に行動提起を、基調講演をしていただきました内田先生によろしくお願いいたします。

内田　配布しておりますペーパーを読み上げる形で、行動提起をさせていただこうと思っておりましたけれども、かなり時間がオーバーしておりますのでその文章等につきましては皆さま方にお読みいただければということで、一点だけ行動提起としてお話をさせていただければというふうに思っております。

ハンセン病問題の解決に当たって、非常に大きな一つの壁になっているのが都道府県の取り組みではないかなというふうに思っております。療養所所在地の自治体の方々に、問題を解決するためにはどうすればいいですかと、現状の取り組みと課題ということをいろいろとヒアリングさせていただいた時に出てきておりますのは、やはり都道府県において取り組みに温度差がある、そのことがいろいろな問題の解決に当たって大きな壁になっているということを異口同音におっしゃっておられます。例えば、ハンセン病への差別偏見の問題につきましても、療養所所在地としてはいろいろと取り組んでいるんだけれども都道府県全体では取り組んでいない所もある。空白のところが、実はハンセン病への偏見・差別をそのままずっと残していく大きな一つの要因になっているんだと。そういう意味で、どの都道府県でもハンセン病への差別、偏見の問題について真摯《しんし》に取り組んでいただく、医療の問題についても真摯に取り組んでいただく、退所者、家族の方々の人数の発掘といいましょうか顕在化についても真摯に取り組んでいただく、そういう体制ができて初めてハンセン病問題の解決に大きく前進していくのではないかということを異口同音におっしゃっておられます。それから、市町に対する国とか都道府県の財政的な支援も非常に弱い、そういう中で非常に困っているというようなお声も全国の各療養所の市町からお聞きするところです。そういう意味で、我々は我々の住んでいる都道府県でどういう取り組みをしているのか、どういう取り組みがなされていないのか、他の都道府県でやっていることがどうしてできていないのか。そういう自分の足元を見つめるということも行動の第一歩になるのではないか。そういう情報を共有し合うということも今後、ハンセン病問題の解決に向けて大きな一歩になっていくのではないかなと思います。残された時間がどんどん少なくなっていっているという状況の中では、より効果があるような施策を国・自治体に対して実施させていくということが、強く望まれるところではないかなという感じがします。今日も沖縄県に対して、知念さんたちから要望書が出されて協議会の場を作るというようなお話がありましたけれども、諸処のところでそういう協議の場ができる、そしていろんな要望を実現できるように働きかけていくということが隙間《すきま》なくできれば、これはハンセン病問題の前進に大きな一歩になるのではないかなと思っております。そういう行動提起をさせていただければというふうに思っております。どうもありがとうございました。

亀濱　ありがとうございました。今回の市民学会全体会は内田先生にいろいろなことをまとめていただき、行動提起をしていただきました。この行動提起が、さらにハンセン病回復者の皆さんの生活支援あるいは医療支援につながっていくように、頑張っていきたいと思いますし、また明日の家族裁判の問題、そしてハンセン病歴史資料館の問題の分科会、さらには二年間、沖縄大会として取り組んだ全体のまとめというふうにつなげていきたいと考えています。今日はありがとうございました。

二〇一八（平成三〇）年五月八日

沖縄県知事　翁長雄志　様

沖縄ハンセン病回復者の会
共同代表　平良仁雄
知念正勝

ハンセン病回復者が地域で暮らし続けるための要望

謹啓　時下、ますますご健勝のこととお慶び申し上げます。日頃より、県民の福祉の向上、未来へ継ぐ平和な沖縄づくりに全力で取り組んでおられますことに敬意を表します。

沖縄県は、全国でも最も多いハンセン病回復者（退所者・入所歴のない人たち）が地域で生活しています。しかしながら、そのほとんどの方々は、ハンセン病への差別や偏見を怖れ、そのことを隠し続けて生活しているのが現状です。そのため、地域の医療機関で受診することを躊躇し、後遺症を悪化させる事例も少なくありません。

一九〇七（明治四〇）年、日本のハンセン病隔離政策が制定され、一九九六年に「らい予防法」が廃止されるまで、約九〇年の間、「ハンセン病は恐ろしい病気である」とすり込まれ、地域から患者を排除する「無らい県運動」が、国、地方行政、地域住民をも巻き込んで進められました。戦後、米軍統治下の沖縄のハンセン病回復者は、「ハンセン氏病予防法」により管理され、生活保障のないままでの社会復帰で苦労を余儀なくされました。

二〇〇一（平成一三）年、「らい予防法違憲国家賠償請求訴訟」において原告が勝訴し、その後、二〇〇九（平成二一）年に、「ハンセン病問題の解決の促進に関する法律」（通称：ハンセン病問題基本法）が施行されましたが、真の解決には至っていません。その上、療養所を退所した人たちの高齢化が進み、抱える課題も深刻さを増してきています。ハンセン病回復者と家族が、あたりまえに暮らせる社会づくり、あらゆる偏見や差別を無くすため、沖縄県に特段の取り組みを求め、下記の事項を要望いたします。

要望事項

一．退所者・非入所者の医療・介護等に関する回復者が受診できる体制の整備

（1）ハンセン病回復者が、ハンセン病に起因する後遺症（末梢神経炎・虹彩炎）、ハンセン病の後遺症に起因する疾患（熱傷・足底潰瘍・蜂窩織炎・関節炎・骨髄炎）などの治療や介護が安心して受けられる体制が必要である。自治体行政担当、医療機関、介護事業、高齢者福祉施設職員等に対する「ハンセン病の正しい知識・現在も続くハンセン病問題・後遺症に対する理解、治療のあり方」の研修を継続して実施していただきたい。（実施事例：大阪府など）

（2）未だ残る根強いハンセン病への偏見や差別を恐れ、隠れるように暮らしている多くの回復者は、医療機関への受診が遅れ、特に、後遺症治療（足底潰瘍）の症状を悪化させる事例があることから、ハンセン病回復者に対し、フットケア等の訪問看護を実施していただきたい。

二．地域生活を支える相談支援・同行支援・交通支援体制の整備

（1）沖縄県は島しょ県であり、島々に回復者が暮らしている。年々高齢化が進んでいることから、各地域で丁寧な支援が求められる。ピアサポートを含めソーシャルワーカーや相談支援員による訪問相談事業、医療機関等への同行支援・交通支援事業を実施していただきたい。（信頼関係のある人による生活支援、社会的偏見・差別に関する相談などへの継続した取り組み）

（2）ハンセン病に起因する知覚マヒによる不自由さや、火傷や傷の悪化などを防ぐため、家事支援、交流活動等について、必要とする回復者へ支援を行っていただきたい。

（3）ハンセン病回復者が社会生活を円滑に営めるよう、県が主体となって、当事者を含め、関係機関による協議会を設置し、定期的な話し合いの場を持ち、課題解決に取り組んでいただきたい。

三．ハンセン病問題に関する啓発事業の強化

（1）沖縄県の作成するハンセン病啓発パンフレットに、回復者の意見を反映させること。ハンセン病に対する偏見・差別の解消と、人権啓発への取り組みを強化し、広く市民や学校現場の人権教育に、さらに積極的に取り組んでいただきたい。

（2）沖縄2園（沖縄愛楽園・宮古南静園）は、ハンセン病隔離政策に加え、沖縄戦による二重の被害を受

けた療養所である。これまで、両園において、ハンセン病と隔離の歴史について学ぶ取り組みが続けられている。今後、両園の人権啓発交流センター「ハンセン病歴史資料館」へ、ハンセン病啓発事業への支援を実施していただきたい。

四．国への働きかけ、療養所の将来構想への取り組み

（1）介護認定に関し、ハンセン病の後遺症である「末梢神経麻痺」等を考慮に入れた認定制度の確立を、国へ働きかけていただきたい。

（2）ハンセン回復者ではない配偶者が希望する場合、園内の施設において夫婦で生活できるよう、働きかけていただきたい。

（3）療養所の将来構想において、ハンセン病回復者や地域の高齢者を対象とした「デイサービス事業」「小規模多機能事業所」を検討していただきたい。

以上

行動提起

本全体集会の第一部では、「さまざまな課題を考える」というテーマの下に、「入所者に関わる課題」のうち、療養所の将来構想において柱の一つとされている「入所者の権利運動の擁護」という課題について、当事者の方々から「宮古南静園の自治会の灯をともし続けるために」および「全国の療養所の自治会の活動を守り抜くために」と題して、取組の現状などについてご報告いただきました。また、「退所者・非入所者に関わる課題」のうち、自治体の取組の問題について、療養所所在地自治体の責任者の方から「退所者・回復者の現状に行政はどのように向き合うか」という題で現状報告などをいただきました。

他方、第二部では、「ハンセン病回復者が安心して暮らし続けるために～医療・生活支援の体制作りを」というテーマの下に、退所者・非入所者、そして家族の方々のカミングアウト、ニーズの顕在化、生活支援の実現、当事者の権利運動の支援などの課題を実現する上で重要な要素の、当事者側の事情について、「退所者の現状～なぜ退所者は自ら語れないのか」および「らい予防法がもたらしたハンセン病回復者に内在するセルフ・スティグマとその低減に向けて」という題でご報告いただきました。

現状と課題、そして解決の方向については、市民学会として共通の認識が形成できたのではないかと思います。それを踏まえて、若干の行動提起をさせていただきます。

その第一は、入所者の方々の権利運動、当事者運動の擁護に関わります。二十一世紀の人権は「当事者による当事者のための当事者」の人権だとされ、当事者主権、当事者参加の必須不可欠性が説かれています。ハンセン病問題基本法も第六条で、「国は、ハンセン病問題に関する施策の策定及び実施に当たっては、ハンセン病の患者であった者等その他の関係者との協議の場を設ける等これらの者の意見を反映させるために必要な措置を講ずるものとする。」と謳っています。全患協運動、全療協運動は、当事者主権、当事者参加を掲げた、日本におけるもっとも優れた当事者運動だったといえます。私たちは、入所者、退所者・非入所者、家族の方々が高齢化、少数化し、当事者の方々だけでは自治会活動を直接担うことができないようになっても、例えば、人権擁護委員会の活動などを通じて、当事者の方々が切り開いてこられた、この当事者主権、当事者参加の理念を、当事者の方々と共に、守り抜いていく必要があります。各人がそれぞれの立場、当事者との関わりにおいて、各地で、この擁護の活動をこれまで以上に展開しようではありませんか。

行動提起の第二は、都道府県に対する働きかけに関わります。療養所所在地の市町以外の市町にお住まいの方が多いために、退所者・非入所者、そして家族の方々が安心して暮らし続けるための社会環境の整備は、国および療養所所在地の市町だけでは実現できないからです。入所者の方々に対する医療・介護の確保のための外部の医療機関、介護機関等との連携に当たっても、都道府県の果たす役割は大きなものがあります。しかし、ハンセン病問題への都道府県の取組にはかなりの温度差が見られます。この温度差の是正も含めて、退所者・非入所者、そして家族の方々が安心して暮らし続けるための社会環境の整備に向けて、私たちは、それぞれの立場、それぞれの関わりにおいて、都道府県に対する働きかけを、各地でこれまで以上に強めていく必要があります。

行動提起の第三は、当事者、とりわけ、退所者・非入所者、そして家族の方々に関わります。退所者・非入所者、そして家族の方々が安心して暮らし続けるための社会環境の整備は、国・自治体・各界など、社会の側だけではなく、当事者の方々の側の事情にも大きな関係しているからです。本全体会議では、この点についても焦点が当てられました。「退所者が自ら語れるようになるためには何が必要か」、「らい予防法がもたらしたハンセン病回復者に内在するセルフ・スティグマの低減には何が必要か」という点についても貴重な提言をいただきました。当事者の方のための相談体制についても先駆的な取組の紹介がありました。私たちは、この提言を実現していかなければなりません。それぞれの立場、それぞれのかかわりにおいて、提言の実現に向けた取組を各地で展開していこうではありませんか。

市民学会規約の第三は、「本会は、前項の目的を実現するために、交流、検証、提言の三つを活動の柱にします。」として、「提言活動」については、「ハンセン病回復者の高齢化が進んでいく中で生じている入所施設の将来のあり方や、社会復帰した人が置かれている状況、また偏見や差別を解消していくための取り組みのあり方など、直面する様々な課題にみんなで智慧を出し合い、構想をまとめ、国や自治体及び社会に提言していきます。」と謳っています。

市民学会がハンセン病問題の解決に向けて些かなりとも役割を果たすことができればというのは、会員一同の切なる願いではないかと思います。その思いを行動に移していこうではありませんか。各地の先駆的な取組を全国に広げるには、不断の情報発信と情報受信が欠かせません。このアンテナ機能の整備・充実も、本市民学会に求められるものの一つではないかと思います。市民学会は意欲的で能動的な多くの会員からなり、かつ、この会員は全国各地に散在し、多種多様な立場の人たちからなっているからです。

なお、最後にお断りですが、家族訴訟などに関わる行動提起については、改めて提起がなされると思われますので、ここでは控えさせていただきました。ご了承いただければ幸甚です。

分科会
まとめの全体会

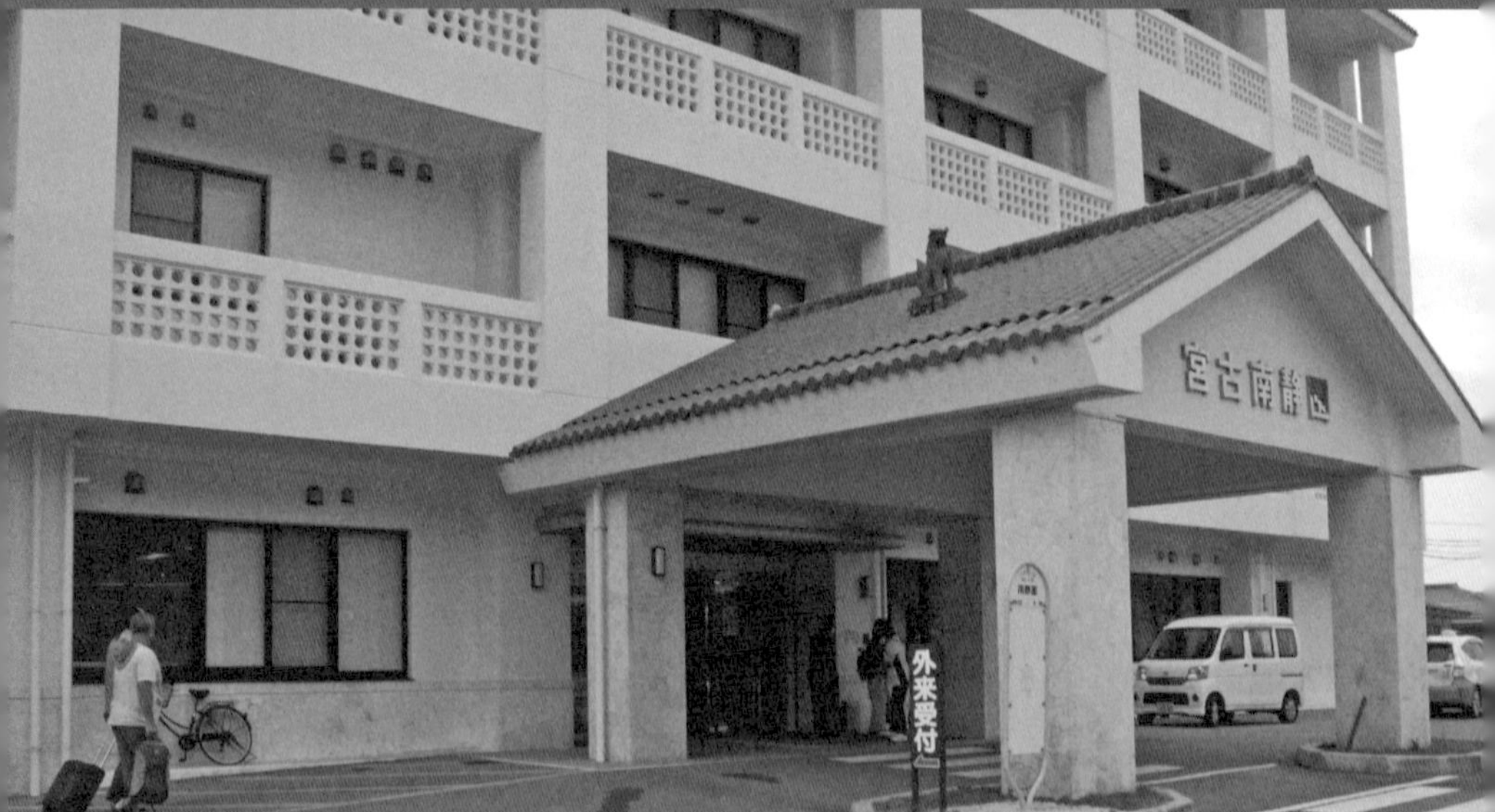

ハンセン病家族裁判が明らかにしたもの

分科会Aコーディネーター　徳田靖之（弁護士・共同代表）

分科会Aは、「ハンセン病家族裁判が明らかにしたもの」とのテーマで開催されました。本来であれば、この企画は、熊本地裁での家族訴訟判決を受けて、その意義と今後の課題を明らかにするというものだったのですが、判決の予定が、六月二八日に変更されたため、判決前に開催するということになってしまったものです。以下は、この分科会の企画担当であり、当日のシンポジウムの進行役を務めました私から、その概要と総括を報告させていただくものです。

1　第一部　基調報告について

(1)　弁護団からの報告

先ず家族訴訟弁護団で沖縄弁護士会に所属する稲山聖哲弁護士から、家族訴訟の概要とその意義について報告がありました。

同弁護士は、家族訴訟には当初五六八人の原告が全国各地から参加し、年齢構成は、二〇代から九〇代にまで及んでいること、原告の内、沖縄在住の人が四四％に相当する二五〇人を占めたこと等を明らかした上で、お一人お一人が被った筆舌に尽くしがたい被害に共通する損害として、次の二つを挙げることができると説明しました。

第一が、潜在的な感染者とみなされることによって、偏見差別を受ける地位に置かれた被害であり、学校、地域そして結婚、就職といった人生のあらゆる局面でその被害にさらされ、更には秘密を抱えながら生きていくという苦難の人生を余儀なくされたということです。

第二は、「自然な情愛に基づく家族関係」の形成を阻害された被害であり、隔離によって物理的に引き離されてしまったことによる家族としての断絶や自らが差別され排除される原因が患者である家族のせいだと思い込むことによって、疎ましく思ったり、場合によっては憎しみを抱く等、家族としての情愛を失ってしまうという深刻な被害です。

その上で、同弁護士は、この家族訴訟の意義について、次の四点を挙げました。

第一は、判決によって、家族の被害をもたらした国の責任を明らかにするということです。

第二は、裁判を通じて、原告お一人お一人が、その被害を乗り越えていくきっかけにしていくということです。

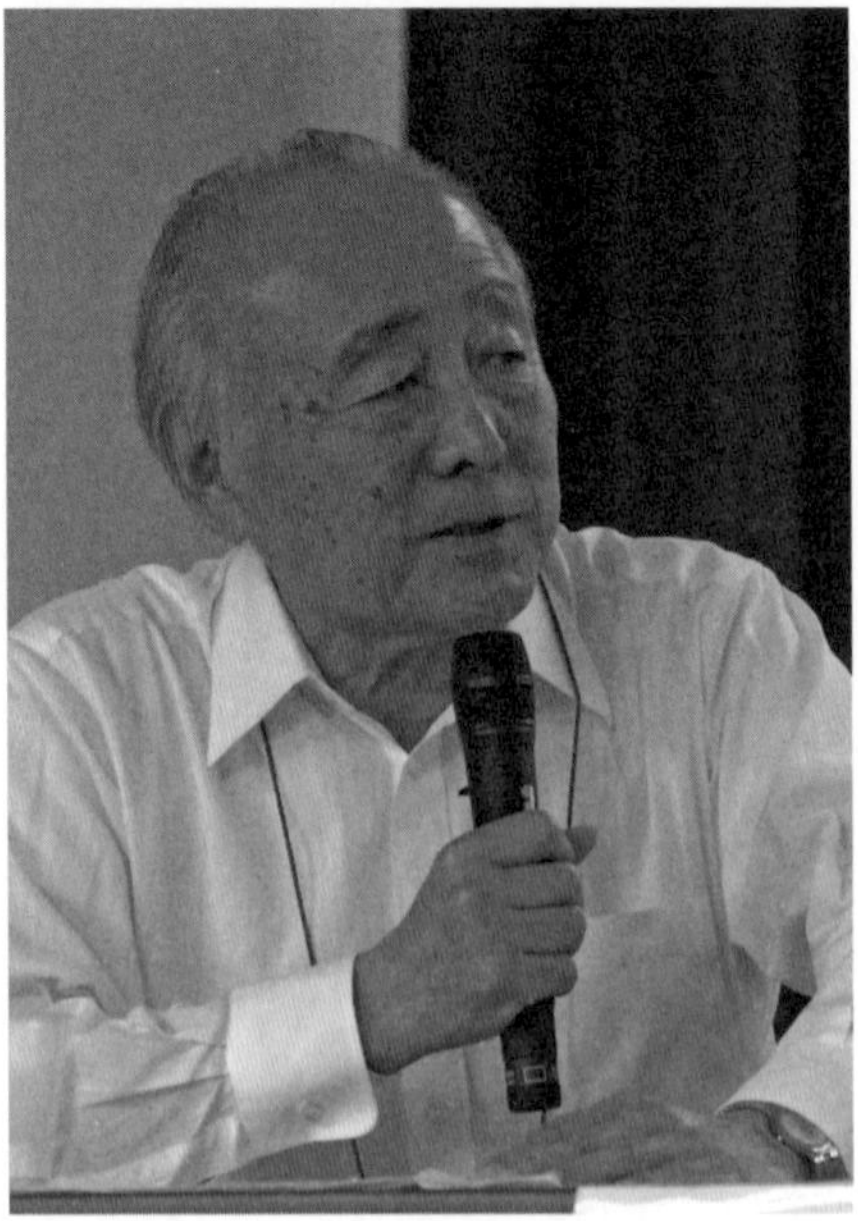

第三は、裁判を通して、原告と病歴者であるご家族との関係の回復を図るということです。

第四は、家族の被害に対する社会の加害責任を明らかにし、偏見差別を解消するための道筋を明らかにするということです。

その後、同弁護士は、訴訟における国の主張について説明し、そのいずれに対しても反論し尽くしたことを明らかにして、勝訴判決を確信していること、判決は、今後の様々な施策を実現させる運動の新たな出発点であることを述べて、その報告を締めくくりました。

(2) 家族訴訟原告の訴え

ア　第一部の後半は、三人の原告がその被害を訴えました。

最初は、宮古島出身の、原告番号二六四番と二六五番の姉妹です。お父さんは入所歴のないハンセン病患者でした。最初に話された妹さんは、「私の父はハンセン病の患者でした。私が生まれた宮古島の方言で「クンキャ」と呼ばれ、みんなから嫌われ、見下され、家族である私たちも近所から差別され、偏見に満ちた目で毎日嫌われていました」と語り始めました。一九四一（昭和一六）年、満州で発病したお父さんは、小倉陸軍病院に搬送されたのち兵役免除となり、宮古島に帰還したものの南静園には入所せず、病院を受診することも拒否して、家族の生活を維持するために働いたとのことです。しかし、ハンセン病の後遺症から、両足に傷が絶えず、畳や床が血膿まみれになるといった状態が続いて、思わず「お父さん、汚い」と言ってしまってお父さんを傷つけてしまったと話されました。近所でも学校でもお父さんのことは知れ渡っており、学校では誰からも遊んでもらえず、「家に帰れ」「うつるし汚い」と言われ続けても、心配させたくないから家族には話さずじっと耐え続けたというのです。やがて働けなくなったお父さんは、周囲から孤立し、家に籠るようになり、その精神的ストレスから毎日のように酒を飲むようになり、お母さんに暴力を振るい、ものを投げつけるといったことを毎日繰り返すようになったのです。「私は母を守るため、父と母の間に割り込み、父を押し倒して父が暴れるのを止めたりしました。その時、父が私をにらみつけるようにしたことは忘れることはできません。あんなに優しかった父がどうしてこうなってしまったんだと悔しい気持ちでいっぱいでした」と語る二六四番さんの両目に涙が……。中学生時代は家事とパイン工場でのアルバイトに追われ、卒業後は逃げるようにして本土に渡った後、大阪で結婚したという彼女は、亡くなったお父さんについて、「父が亡くなったことを悲しむ気持ちもなく、これで父と母もやっと楽になれるという気持ちを持ちました。父は家族のために入所せず、体が動ける間一生懸命働いたのです。死んで楽になったと思われる父の人生とは何だったのでしょうか。泣くに泣けません」と述べ、家族訴訟への参加は、このお父さんと三年前に亡くなったお母さんの無念の思いに報いるためだと結びました。

その後、お姉さん（原告番号二六五番）が用意したというメモを読み上げました。メモには、「母との忘れられないこと」とあり、担当弁護士にも話していないという辛い思い出が述べられていました。六年生の時、授業中に、後ろの席の男子から、「お前のお父はクンキャだろ」と何回も何回も安全ピンで首を突かれて血だらけにされて、泣きながら家に帰ってお母さんと二人で抱き合って泣いたというのです。その時お母さんは、「ごめんね、ごめんね、ごめんね。

お父さんのためにいじめられて」と、何度も何度も自分のせいだと謝ったというのです。中学に入ってからも続くいじめに耐えかねた二六五番さんは、三年の一学期で中退してしまったのです。

会場は、しんと静まり返り、二人の悲しみと怒りそしてご両親への深い思いへの共感が広がっていくのを実感しました。

イ

次に同じく宮古に暮らす原告番号一八八番さんがマイクを握りました。彼女は、一九五八年に宮古南静園で生まれたのです。園が強制した堕胎措置の失敗による出生でした。生まれて間もなく父方の親戚に預けられ育った彼女は、両親に会えないという辛さに耐えながら、どこに行っても差別の視線を感じて「おどおどして人の顔色を伺うような子どもになっていった」のです。

あまりの辛さに耐えかねて、ある日、長い長い道のりを一人で南静園まで歩いて会いに来た彼女の姿に、両親は退所を決意したのです。小学校三年の時のことでした。こうして実現した親子三人水入らずの生活でしたが、「どこに行っても親の病気を知った人に出会う」という島での生活の中で、生き続けることになったのです。

こうした彼女にとって、家族訴訟に参加するということは、「自分が受けてきた被害を改めて振り返る」ことであり、「自分と同じように堕胎の注射を打たれて生まれてくることができず、声を上げられなかった多くの被害者のためにも、国に対して、家族の被害を認めさせ、きちんと謝らせたい」という強い思いなのです。彼女の訴えに、目前に迫った家族訴訟判決の勝訴にかけるその思いの深さを改めて感じたことでした。

2　第二部　パネルディスカッションについて

(1)　パネリスト

第二部のパネリストは、以下の通りです（発言順、敬称略）。

黄　光男（ハンセン病家族訴訟原告団副団長）
大槻　倫子（ハンセン病家族訴訟弁護団）
小林　洋二（ハンセン病家族訴訟弁護団）
福岡　安則（埼玉大学名誉教授）

(2)　パネルディスカッションの経過

ア　黄さんの発言

まず、黄さんが、パワーポイントを使いながら、生い立ち、両親が長島愛生園に強制収容された経緯について話されました。黄さんは、大阪府吹田市の生まれであり、お母さんがハンセン病と診断されて執拗《しつよう》な収容勧告を受けるところとなり、近くの銭湯から家族全員の入浴を拒否され、家全体を消毒されるという状況から、入所を受け入れざるを得なかったこと、一歳だった黄さんは岡山駅で、お母さんと引き裂かれ、市内の育児院に収容されたこと等を情報公開請求で入手した大阪府の職員作成の台帳や当時の写真等をパワーポイントで示しながら語りました。一歳から九歳まで育児院で過ごした黄さんには、両親やお姉さんの記憶はなく、八年後に突然引き取りに来たお母さんとお姉さんに戸惑います。尼崎で始まった親子水入らずの生活でしたが、八年もの空白は、甘えることのできない親子関係となります。小学生の時、お母さんから、声を潜めてその病名を知らされ、他人に知られてはならないという思いを抱えて成長し、就職、結婚した黄さんは、二〇〇三年、お母さんがマンションの屋上から飛び降り自殺するという衝撃的な事件に直面します。そのお母さんの遺体に対面して涙一粒出なかった黄さんは、「本当の親子関係ができていなかったんですね」と涙ながらに述懐しました。しかし、これだけでは終わらなかったのです。八年後に、今度は、お父さんが、やはりマンションから飛び降りて命を絶ってしまったのです。「いったい、この二人の人生って、父親と母親の人生って何だったのか」との黄さんの問いかけに込められた深い悲しみと怒りが、会場に浸透していき、多くの人の目に涙が浮かぶのを、私自身も司会をしながら涙でうるむ目で確認しました。

そして、黄さんは、その発言の最後に、お父さんと親しくしていた愛生園の金泰九さんから教えてもらった、ハンセン病ではなかったお父さんが愛生園に入所することになった真相を話してくれました。お母さんが入所後に園内で心ならずも結婚していたことを、見舞いに来て知ったお父さんが、逆上してその相手を包丁で刺すという事件を起こし、「特別法廷」での審理で執行猶予の判決を受けたのです。そして、「ハンセン病」という診断をもらって入所し、お母さんと一緒に生活するようになったという

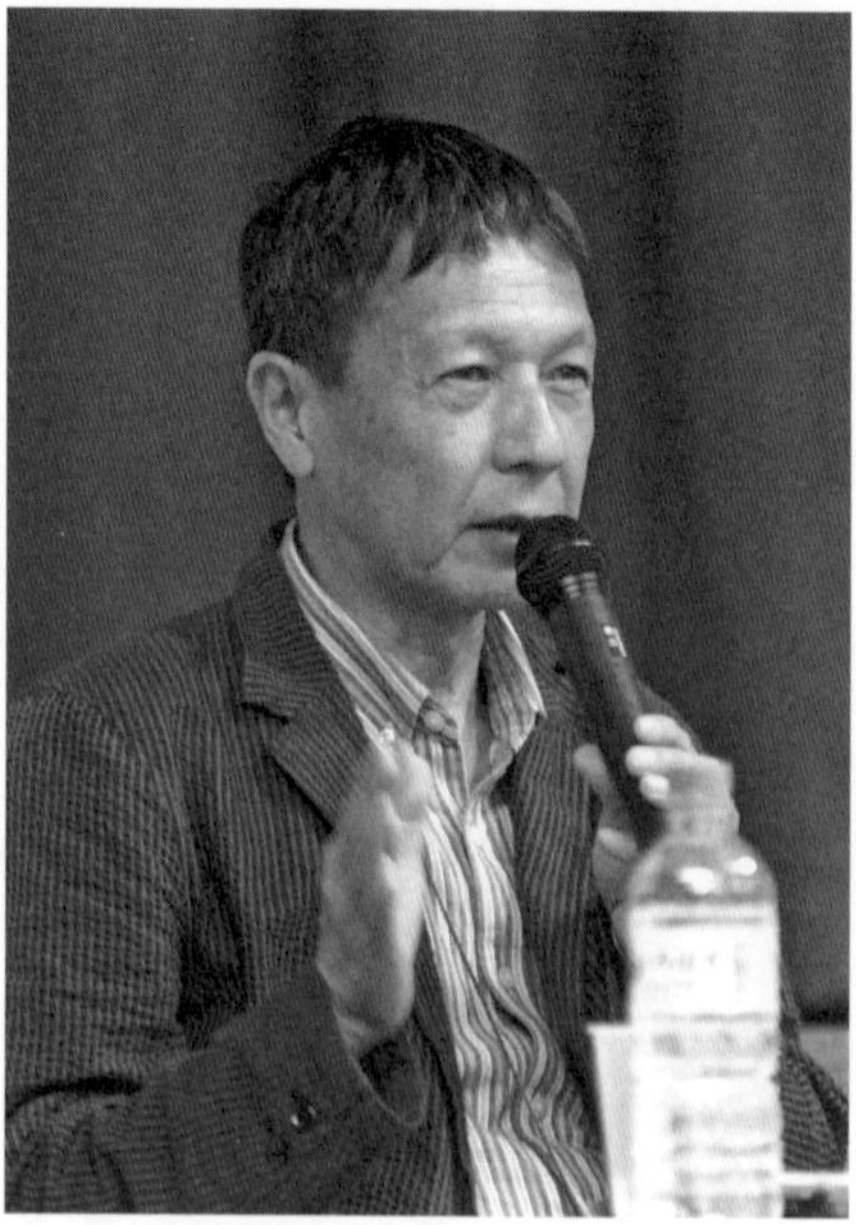

のです。お父さんは、こうした事件のことを黄さんらには一切話していません。その語れないという心の苦しさから、自ら命を絶ったのだろうということです。発言時間の制約から、黄さんは、ここで話を打ち切りましたが、会場は黄さんの思いに共感して静まり返りました。

イ　大槻さんの報告

続いて弁護団で損害班を務めた大槻さんが、ハンセン病家族訴訟において明らかにされた原告に共通する被害を

①偏見差別を受ける地位に置かれた被害

②家族関係の形成を阻害された被害

に分類した上で、それぞれについて、各原告の陳述書等に基づいて、説明しました。

大槻さんは、①の共通損害について、「無らい県運動」等により「ハンセン病は恐ろしい伝染病」だとの偏見が社会内に形成され、患者さんと同居している家族に対しても、患者予備軍であり「排除されて当然の人たち」との位置づけがなされたことを指摘し、家族に対する苛烈な差別が繰り返されことを具体的に指摘しました。その上で、こうした被害の特徴を次の四項目に整理し、その被害がまさしく人生被害であることを明らかにしました。

第一は、「成長するにつれ、人生のあらゆるステージ、節目の時期に」差別を受け続けるという被害です。地域で誰からも相手にされず、学校に行くことさえ阻まれたり、学校で様々な形で排除され、更に就職、結婚でも差別される、特に結婚に際しては、相手に病歴者の家族がいることを知られて破談になったり、隠して結婚しても、結婚後に露見して離婚になるということが今も続く被害として起こり続けているということです。

第二は、「過酷な偏見差別が社会の中で渦巻いている中で、家族は、病歴者がいるということを絶対的な秘密として抱え込む」、「この秘密の苦しみというのが、全原告に共通する大きな特徴的な被害だ」ということです。

第三は、以上のような被害を受けることにより、人生における選択肢を著しく制限され、自己実現の機会を奪われてしまうということです。

第四は、こうして社会から排除されたり、偏見差別を恐れて社会や人間関係から遠ざかることによって、社会から孤立した状態に置かれ、更には、「自分は排除されて当然の存在なんだ」と自らを卑下し、自己否定に陥るという形で、人格形成に大きな影響を受けるということです。

次に大槻さんは、もう一つの共通損害である「家族関係の形成を阻害された被害」について、次の四つの類型があると説明しました。

第一は、療養所に隔離されることによって生じる家族関係の物理的な断絶です。一歳の時に両親が隔離された黄さんの場合がその典型です。

第二は、「恐ろしい伝染病だ」という誤った認識を植え付けられたことによって生じる断絶です。大槻さんは、「療養所にいる父親のことが大好きで、親孝行したいと自宅に呼んだ時に、どうしても家族と父親の食器を一緒に洗うことができなかった。父親を忌避する感情をずっと抱き続けていた」との家族原告の苦衷の訴えを紹介しました。

第三は、究極の被害と言うべき、「病歴者である肉親を恨んだり、憎んだり、疎ましく思ってしまう」という被害です。人生のあらゆる場面で過酷な偏見差別にさらされる中で、自分がこんなに辛い思いをしなければならないのは、病気になった家族のせいだと思いこみ、嫌悪したり疎ましく思い、場合によっては、「なぜ私を生んだ」と親を責めてしまうことになるのです。こうした被害こそ、病歴者とその家族とをともどもに傷つけ、その修復には、多大な労苦が必要となります。

第四は、家族内に「秘密」が存在することによる家族関係の疎外です。自らの病歴を隠して生きようとすることによって、家族の中に生じる重い空気とでもいえばいいのでしょうか。大槻さんは、沖縄の三〇代の原告が「親との間で何気ない会話をしていても急に親が答えを返してくれない、はぐらかされてしまう。その瞬間にその大好きな親子の間に本当に壁が一瞬立ちはだかる」と涙ながらに訴えたことを紹介しました。大槻さんは、その報告を、「家族の被害は、憲法一三条に保障される個人の尊厳、人格権の侵害です。社会内で平穏に生活する権利というものが、人生全般にわたって侵害されたのです。この被害を語る作業というのは本当に辛い作業だったと思うんですけれども、裁判の中では、この被害というものが余すところなく立証できたと思います」と締めくくりました。

ウ　小林さんの報告

三番目の発言は、弁護団の責任班のチーフである小林さんです。小林さんは、配布された「論点整理表」を示しながら、家族訴訟において、何が争点となったのかについて説明しました。

原告らの主張は、国の戦前からの隔離政策とりわけ「無らい県運動」が、病歴者本人のみならず家族に対する偏見差別を助長したのであり、こうした「国の先行行為」から生じる「作為義務」として、国には、遅くとも一九六〇年以降において、隔離政策を廃止し、その被害の回復に努めるべき法的な義務があるというものです。

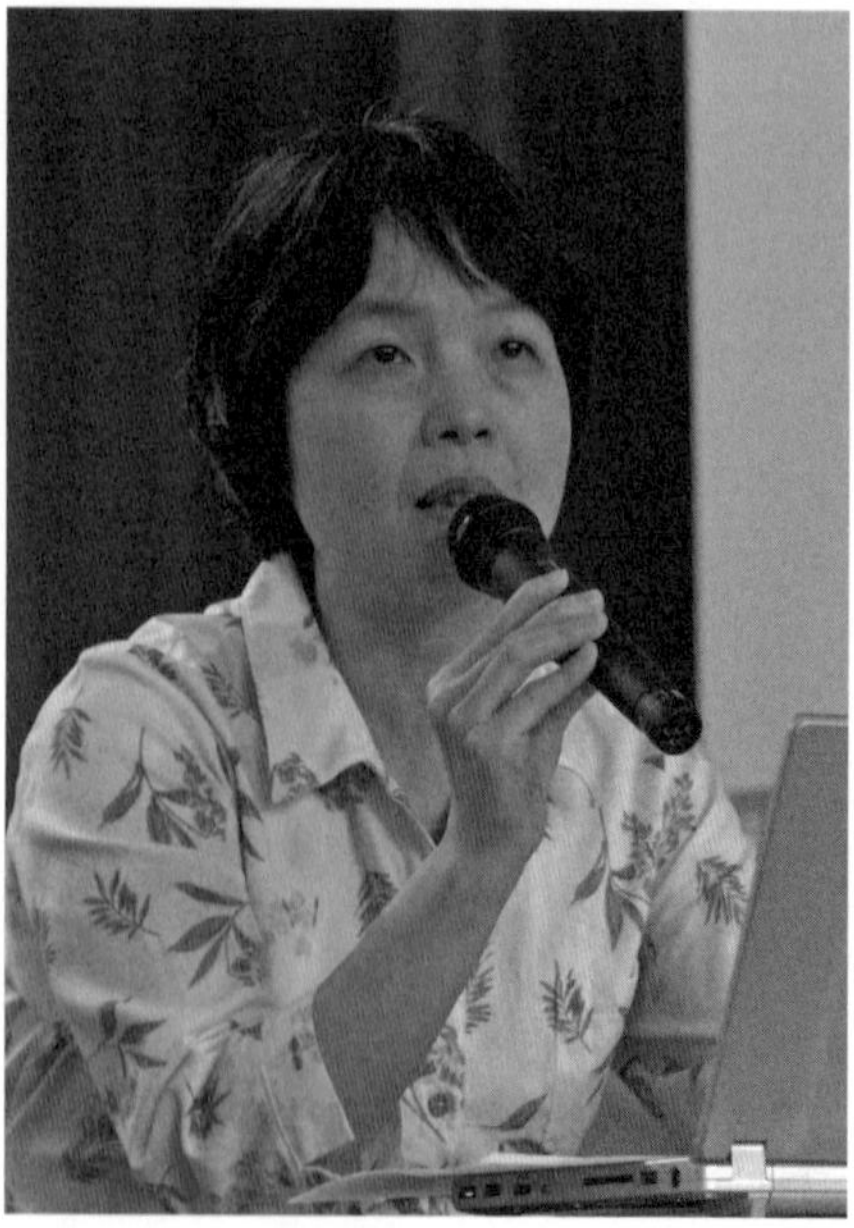

小林さんは、こうした原告らの主張に対して、国が、次の二つの反論をしたことを明らかにしました。

その第一は、「らい予防法にしてもそれに基づく隔離政策にしても、その対象は病歴者本人であって家族はその対象ではない」のだから、家族に対しては何の責任もないという主張です。小林さんは、「家族もひどい偏見差別の対象になってきたという歴史的事実」について、国が、隔離政策とは無関係に、社会の一般の人

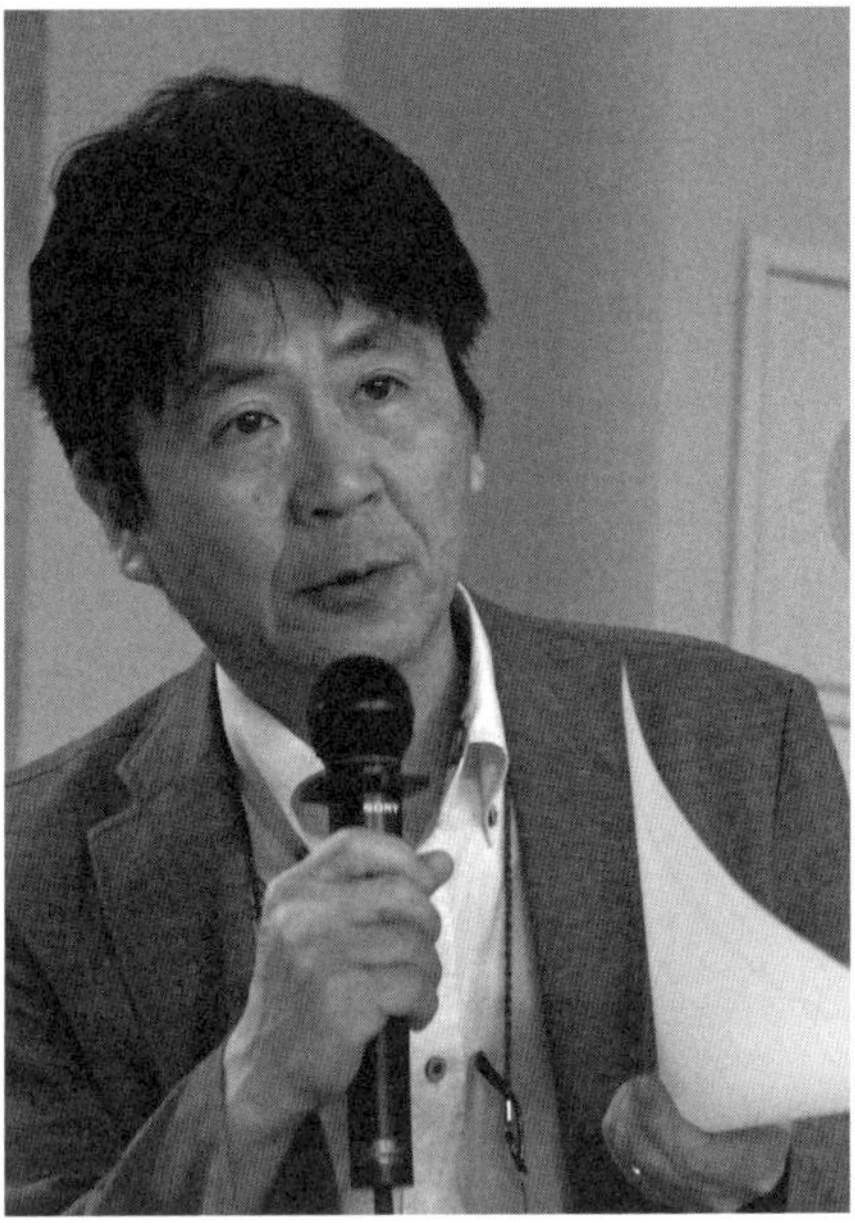

が勝手に誤解して行ったものだと主張したことを、竜田寮事件を例にあげながら厳しく批判しました。国は、竜田寮事件について、「特殊な地域の中の一部の人間が引き起こした個別の事件に過ぎない」と主張したのです。

第二は、偏見差別は既に解消されているという主張です。国は、「法廃止以前から、病歴者に対する差別解消のための啓発活動を行ってきた。特に平成一三年熊本地裁判決以降は、偏見差別の解消に努めてきたので、平成二五年時点では、偏見差別は無視できる程度まで除去された」と主張し、家族訴訟が提起されたのは、その三年後であるから、三年の消滅時効が成立していると主張したのです。

ここで私から、こうした国の主張に対する感想を求められた黄さんは、これこそ「白を黒という」ものであり、国は、多くの家族原告が偏見差別が家族に及ぶことを懸念して原告番号で裁判に参加している現状を直視すべきだと発言しました。

エ　福岡さんの解説

続いて、進行役の私から、家族訴訟の過程で、私たちが、ハンセン病差別における社会の加害責任を明らかにするために「社会の加害者集団化」という言葉を使用していたことに対して、裁判長から疑問が提起され、法廷の傍聴席にいた社会学者である福岡さんの意見を聞きたいとの異例の要請があったことを紹介しました。この要請に応えて福岡さんが、家族訴訟の証拠として意見書を提出し、その中で、「集合的意識としての偏見」という概念が明らかにされ、原告らの主張に新たな展開が生まれたのです。ここからは、進行役の私が福岡さんに質問するという形で、この「集合的意識としての偏

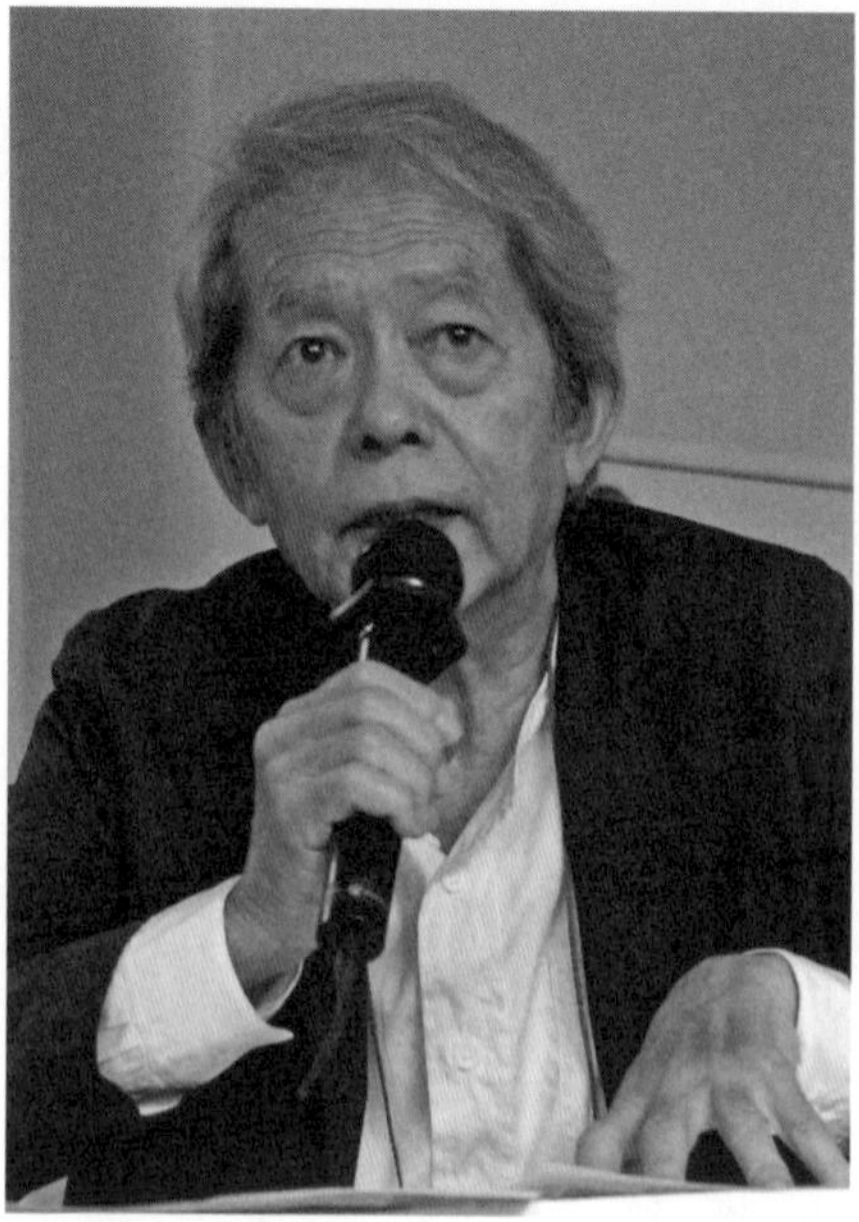

見」の具体的内容とその意義が明らかにされていきました。

　その問答の要旨は以下の通りです。

問　社会的差別というのは、どのように定義されるのですか。

答　社会による差別は、個人的な好き嫌いとは異なります。ユダヤ人であるとか、被差別部落出身だとか、そういう社会的カテゴリーによって排除もしくは侮蔑するというのが社会的差別です。ですから、社会的差別はというのは、一度も会ったことがなくても、その人がある社会的カテゴリーに属していると分かっただけで警戒し差別するということになります。

問　社会の加害者集団化という捉え方が妥当するような事例はありますか。

答　「黒人は殺してしまえ」とするアメリカのＫＫＫ（白人至上主義団体）、関東大震災の際の自警団による朝鮮人虐殺事件、部落問題では、一九二五（大正一四）年に群馬県で起こった「世良田村事件」、そしてハンセン病問題に関しては、竜田寮事件が該当します。ただ、この「社会の加害者集団化」という言葉でハンセン病問題全体を説明するのは無理があります。加担しない人たちが少なからずいるからです。

問　隔離政策に加担しない人もいるんだけれど、全体として見ると社会が加害者の役回りをしているということを社会学的に説明してください。

答　「集合的意識としての偏見」と捉えることを提案しました。私は、偏見に対する常識的な理解に二つの誤解があると思います。一つは、「偏見とは、対象に対する誤った認識である」という誤解です。しかし、偏見とは、そうではなくて、対象に対する嫌悪、敵意です。ですから、「正しい知識の教育は偏見をなくすのに大して役に立たない」のです。

もう一つの誤解は、「偏見は個々人の心の中にある」という誤解です。偏見は、個々人の意識の外にある、この外在性こそが、社会を構成する個々人に様々な影響を与えることになる。拘束性を持つのです。この外在性と拘束性が、社会的差別の特徴です。

問　そのように捉えることによってハンセン病に対する偏見差別の特徴をどのように明らかにすることができるのでしょうか。

答　外在性というのは、偏見が一つのシステムとしてあるということです。システムというのは、各部分が入れ替わっても、全体は維持されます。例えば部落差別について、「今の年寄りがみんな死んでしまえば偏見差別はなくなる」などという言い方がされたこともありましたが、いまだに部落差別は無くなっていません。ハンセン病問題に関しても、「無らい県運動」の渦中のような厳しい偏見差別を実際に経験したことがない世代が、偏見差別を抱いているのは、こうしたシステムとして偏見差別が存在しているということで説明できます。

もう一つ、拘束性というのは、例えば結婚差別が起こる場面でいうと、親族の誰かが声高に「そんな結婚許さん」っていうと、他の誰もがその意見に逆らえなくなる、自分が異を唱えると今度は自分がつまはじきにされると思って口をつぐんでしまうという形で起こります。

問　このように捉えることで偏見差別を解消するために必要とされる内容はどのように変わるのでしょうか。

答　「集合的意識としての偏見」というものが存在しているということは、これを壊していくのはとても大変だということを意味します。啓発としてパンフレットを配ったとか、講演会をやったなどということで、解消には効果はありません。私は、偏見そのものをなくすということと偏見が差別として機能することを防ぐという両面を考慮しながらやっていくしかないと思います。そのために必要なことは、何よりも偏見差別を作り出した国の謝罪が必要です。そのことを前提とした上で、二つのことが大切ではないかと思います。一つは、アメリカの社会学者オルポートのいう「対等地位の接触」です。差別されてきた人たちとの「出会い、ふれあい、語らい」を通じて「差別っておかしいよな」と実感できる人たちをどれだけ増やしていけるのかということです。もう一つは、差別される側の人たちの「エンパワメント」が重要です。そのためには具体的に差別されている人たちとの関係を作り直していくことが必要です。国や行政がやるとすれば、そういう地道な努力の所に予算措置をするということではないかと思います。

以上のような問答を経て、小林さんから、弁護団として、この「集合的意識としての偏見」をどのように受け止めたのかについての説明がありました。小林さんによれば、福岡さんの提案を受けて、次の三点で原告としての主張を明快に整理することができたのです。

第一は、因果関係論に関してであり、国の隔離政策がハンセン病の患者さんとその家族という一つのカテゴリーを作って、社会的に排除されるマイノリティーグループとして位置付けたという構成を可能にしたということです。

第二は、損害論に関してであり、一人一人の原告が受けた被害は個別的ではあるが、この「集合的意識としての偏見」の対象とされた、差別されるべきマイノリティーグループとしてカテゴリー化されたという点で共通しているという構成を可能にしたということです。

第三は、偏見差別を解消するために国が行うべき内容を具体化することができたという点です。啓発活動は、偏見差別の解消に決して有効ではなく、国が政策として家族たちを「集合的意識としての偏見」の対象としてきたことを謝罪し、被害者をエンパワメントしていくことにより、「被害者自らがその被害を語れるような状況を整え、被害者のその経験を社会全体が共有していく」こうした実践を通じてしか、「集合的意識としての偏見」による差別を解消することはできないと主張することが可能となったということです。

オ　まとめの発言

最後に、まとめとして、各パネリストから、目前に迫った家族訴訟判決に何を期待するのかについて発言がありました。その概略は以下の通りです。先ず、黄さんは、初孫が生まれたことを紹介した上で、この孫が成人した時に「僕のひいじいちゃんとひいばあちゃんはハンセン病だった」と打ち明けても差別されない社会にしたいという思いを語り、「恥でないものを恥とする時、それが本当の恥となる」との林力さん（家族訴訟原告団長）の言葉に出会って本名を明らかにすることができたことに触れて、「僕たちが隠れて隠れて存在していた、そのことを誇りうる時が来たっていうふうに後押しするような動きが、これから大切かなと思います」と締めくくりました。

次に大槻さんは、家族訴訟判決が二〇〇一年の熊本判決と同じく、家族原告お一人お一人にとって、「自分の尊厳が認められた、自分たちが受けてきた被害が国の責任だったと認めてもらえた心から喜べる判決であってほしい」と述べ、判決は全面解決に向けてのスタートであり、判決を足掛かりに、国に対して、加害責任

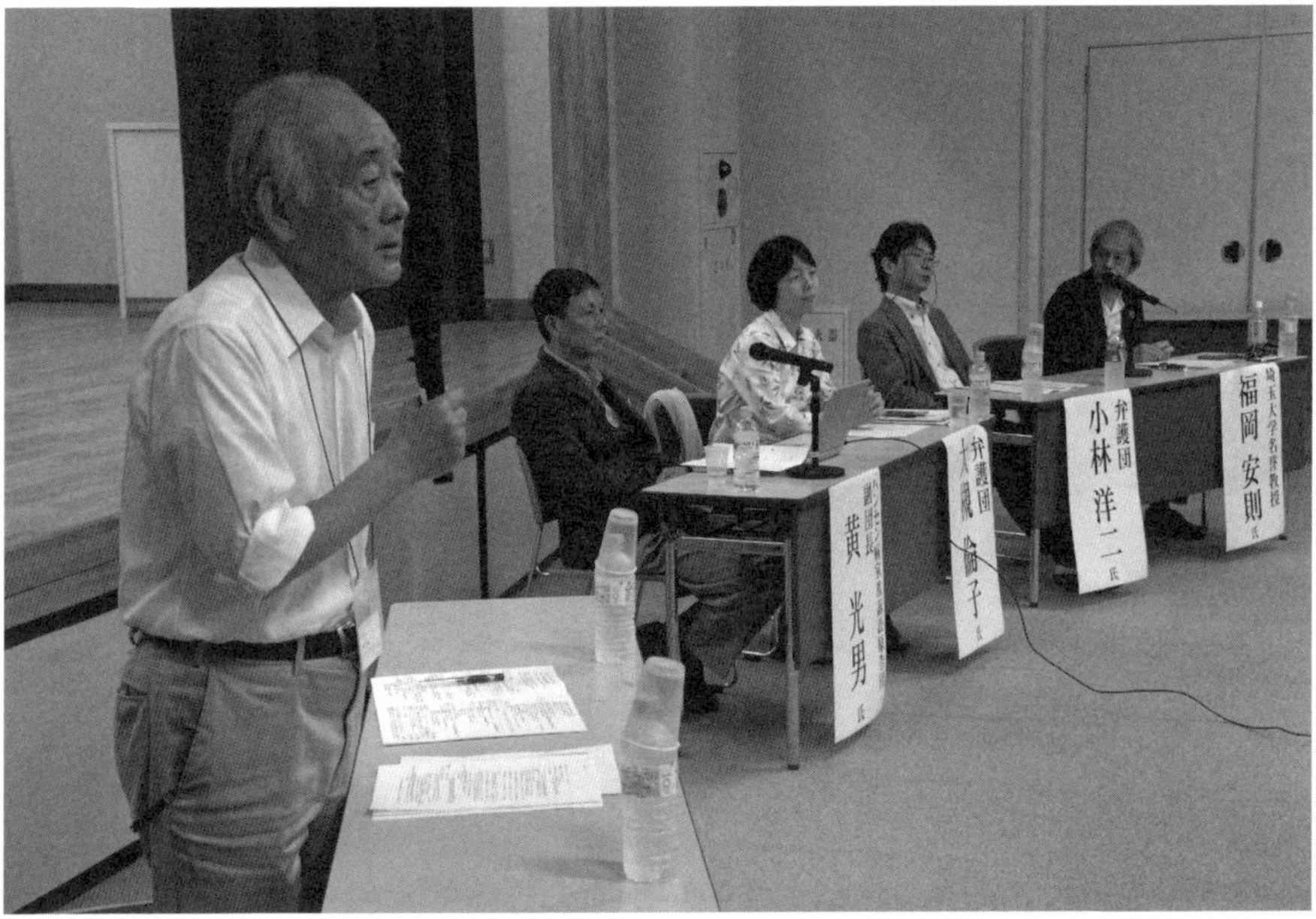

に基づいての被害回復のための施策をさせるとの決意を明らかにしました。

福岡さんは、家族訴訟の先駆けとなった鳥取訴訟についての思いを述べた上で、「ハンセン病に対する偏見を本当になくせるような取り組みが展開されていって、ほかの差別の問題でもこういうやり方をすれば、差別をなくせるんだっていうモデルになるようなもの」を作り出すことへの期待を明らかにしました。

最後に小林さんが、原告団・弁護団が作成した四項目の全面解決要求書について説明しました。第一は、責任の明確化と謝罪です。第二は、名誉回復と損害賠償、第三は、「ハンセン病問題基本法」に家族被害を明記する改正を図ること、第四は、恒久対策です。この恒久対策については、二つの方向での提案が含まれています。一つは、差別偏見の解消に向けての、厚労省、法務省、文科省一体となった整合性のある具体的な施策の策定を求めることであり、もう一つは、家族関係修復に向けての施策の具体化ということです。小林さんは、これらの要求の実現のために国との継続的な協議の場を確保することが重要だということを指摘して発言を締めくくりました。

カ　進行役としての発言

最後に進行役を務めた私から、判決後に原告団・弁護団としてどのような行動を計画しているのかについて説明し、「全国各地で固唾をのむような思いでこの判決の行方を見守っている同じ被害を受けた方たち」の第二次提訴の必要性を提起しました。

その上で、今回の交流集会に参加した感想として、石垣の交流集会での上野正子さんの発言を紹介し、以下のような発言をさせていただきました。これを要約して、この報告のまとめとさせていただきます。

「私は、人間としての尊厳を、被害を受けられた当事者の方々から学んできました。被害を受けられた方々が、生きてきてよかったというのは、まさに人間としての尊厳を回復してきたということであり、その尊厳を回復していく過程が私たちに勇気を与え、私たち一人一人が人間としてどう生きるべきなのかということを考え直させてくれるのだと思います。これからハンセン病問題で皆さんと一緒に歩んでいく中で、私たちは、生きていてよかったという思いを共有したい。そのキーワードは、人間としての尊厳、人間らしく生きたいという願いだということ、そういったことを改めて確認できた三日間だったと思います」

ハンセン病資料館のミッションを考える

シンポジスト
藤崎陸安（全国ハンセン病療養所入所者協議会事務局長）
金城雅春（沖縄愛楽園自治会会長）
宮前千雅子（関西大学人権問題研究室委嘱研究員）
君塚仁彦（東京学芸大学教員：博物館学）

コーディネーター
遠藤隆久（熊本学園大学教員）

遠藤隆久　おはようございます。分科会Bは国立ハンセン病資料館のミッションを考えるというテーマです。今、資料館問題はなかなか熱い問題になっていますので、資料館の学芸員の方も含めて、たくさんの方にご参加頂き、ありがとうございます。実りの多い分科会にしたいと思っております。

全体として次のように進めたいと思います。まず資料館のミッションというのは何なのか、そこを深めていきたいと思います。皆様のなかには参加された方もいらっしゃるかと存じますし、市民学会の年報を読まれた方もいらっしゃるかもしれませんが、ハンセン病市民学会では、二〇〇八年に「リニューアル資料館を考える」というテーマで分科会をもったことがあるんですね。年報をもう一度読み返してみると、現在に繋がる問題点が既にかなり出されています。そういう意味では、すでに資料館問題の課題を議論して認識していたのに、それを深めることができなかったということについて、市民学会としての責任があるし、それを深める機会を逃してきたことへ深い反省をしております。

たとえばこの分科会のなかですでに、もっとも問題となる資料館の存在の根拠はどこにあるのかということについても議論されているんですね。その時に総理大臣談話とかも話題になって、国立に移管されたあとで、後付けのように「ハンセン病問題基本法」に基づくというかたちで資料館の存立根拠が示されているんです。資料館がすでに存在していて、法律根拠は後から作られているんです。本当の資料館の存立根拠というのは、そうした法的な後付けよりももっと前に、資料館がどうやって作られてきたのかという歴史の中にこそあるんですね。ここではまず、この設立根拠となるミッションがどのように形成されてきたのか、そのミッションとは何なのかということについて確認することから始めたいと思います。

それに基づいて具体的な内容が示されていくと思うんですけど、前回、東京で行った分科会の時点でも、展示の問題とか運営の問題とかについてもしっかり議論がなされています。今、また展示の問題が話題になっていますけども、改めて問題を整理してみると、ミッションがあり、そのミッションを実現するために資料館というのはどういう組織として作られていくべきなのか、ミッションを推進していくためにどうしたらいいのかという論点があると思います。

これは同時にここ数年、全国の各療養所に、いろんな名前で呼ばれていますので整理のために「博物館」という名前で呼ばせて頂きますが、「博物館」ができています。「博物館」についても、どうあるべきか、またどう運営されていくべきかについて、まだ十分議論が深められていないのではないかと思います。

大きく分けてこの三つのテーマを掘り下げていければと考えております。最初にミッションということについて考えていくために、国立ハンセン病資料館でいえば、佐川修さんとか山下道輔さんなど、ハンセン病図書館の時代からずっと資料館に至る礎を築いた方々が鬼籍に入られて、大竹章さんはご存命ですが残念ながらここに参加されることは無理ですので、今日は藤崎陸安さんに国立資料館のお話をして頂き、次に沖縄愛楽園では「交流会館」と名付けられている「博物館」の設立にも深く関わられた金城雅春さんからも当事者の立場でご意見を頂きます。そして、君塚仁彦先生に博物館としての機能について話をして頂き、そのあと博物館の学芸員として実際に携わられた経験をお持ちの宮前千雅子先生にお話し頂くことにしたいと思います。君塚先生と宮前先生には、一度、ハンセン病

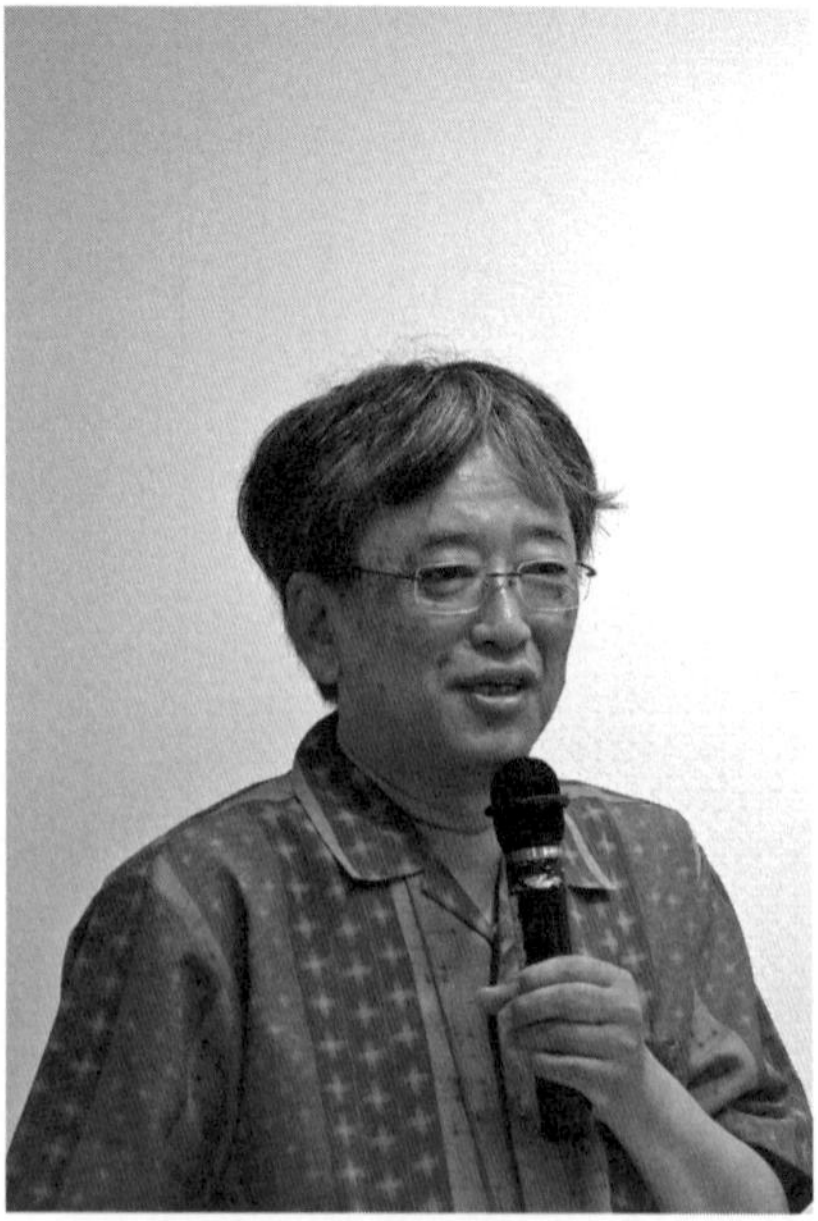

資料館を相対化して頂いて、博物館学の中にハンセン病資料館の特徴を考えてみるという俯瞰的な思考をしてみないと、ハンセン病資料館だけの狭い議論だと煮詰まってしまいますので、その点もお話し頂きたいと考えております。

　そこまでを議論の前半として、後半はそうした前提を下に各論の議論をしていきたい。そういう流れでお話をしていきたいと思います。

　あらためて言うまでもないことですけど、いま資料館問題がさかんに議論されてきておりますのは、当事者運動がますます弱くなっていく中で資料館問題というのは残された大きな問題で、この機会を逃すと考える時期を失うのではないかという危機感があるからではないかと思います。まさにこの議論をこの時点で扱うことの意味があると思っています。ただ今回、ここではいろんな噴出している議論の空中戦をしたいわけではありません。できれば今回の分科会を実りのある議論にするための第一歩にして、さらに二回、三回と議論を継続していきたいと願っております。皆様の発言の機会も用意したいと思っておりますので、進行にご協力をどうぞよろしくお願いします。では、藤崎さんから発言をよろしくお願いします。

藤崎陸安　全国ハンセン病療養所入所者協議会の事務局長をしております藤崎です。資料館問題については素人ですが全療協は当事者ですので、今日はこの席に座らせて頂きました。勝手なことを言っていると感じられることがあるかもしれませんが、今日は療養所の闇に光を当てること、これがハンセン病資料館の原点だということをお話しさせて頂きます。資料館の設立、また国立に移管する経緯については資料に掲載していますので、おおよそのことはお手元の資料を見て頂ければお分かりになるかと思います。

　一九九二年に藤楓協会、今はもうありませんが、当

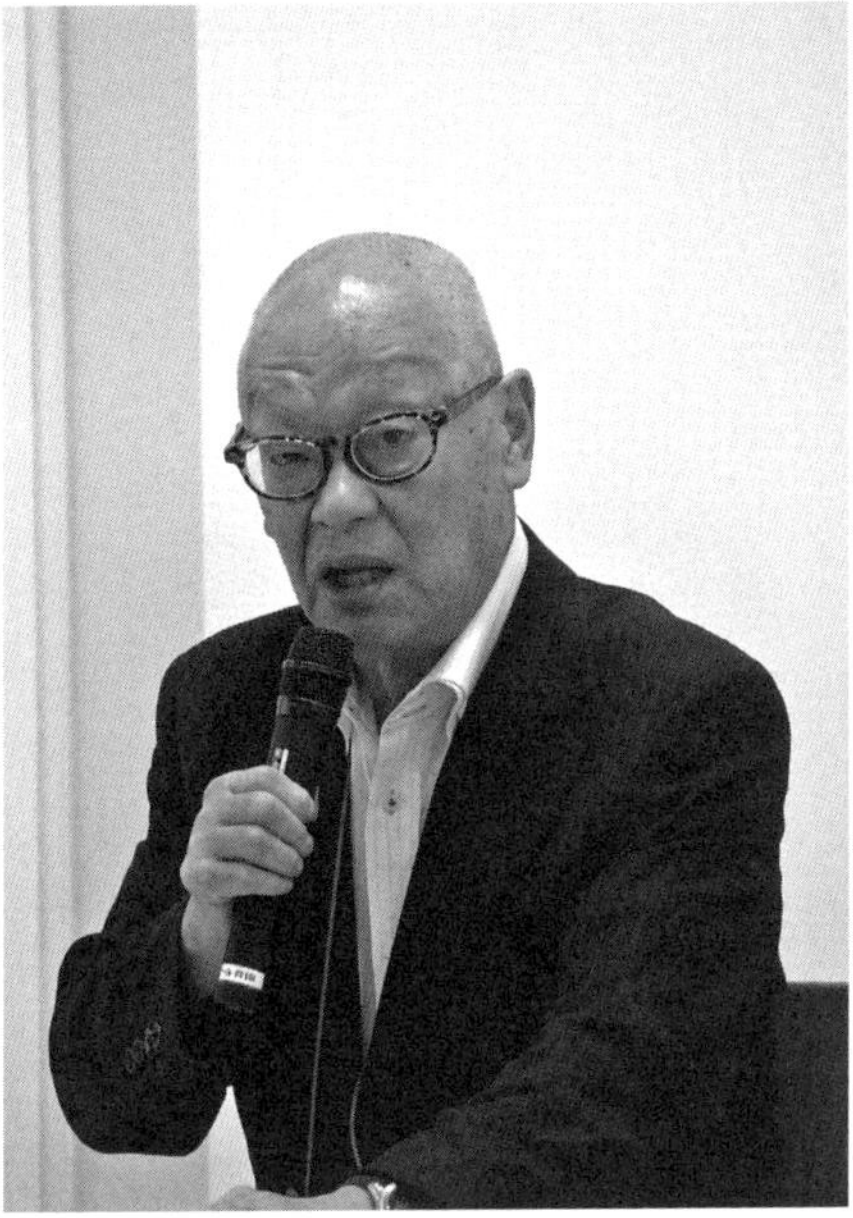

時の藤楓協会が創立四〇周年記念事業として、大谷藤郎先生、もうお亡くなりになりましたが、大谷理事長のもとで、多磨全生園に高松宮記念ハンセン病資料館建設促進委員会が設置されました。この委員会が中心になって募金活動が繰り広げられました。また、入所者の佐川修さん、大竹章さん、この両氏が促進委員会の命を受けて私立療養所も併せて全国十六カ所の療養所を回って、資料集めを行いました。資料収集は簡単ではありませんでしたが、収集にあたっては全療協支部、支部会員、入所者の積極的な協力があったと聞いています。その資料のどれにも隔離された療養所の生活の中で命と生活を守るために大事に使った鍋とか釜であるとか家庭用品であるとか、生きるよすがとして趣味を見出して励んだ作品は、過酷な隔離政策の中を懸命に生き抜いた証といわれる物ばかりでございました。そうした関係者の努力があって、一九九三年、高松宮記念ハンセン病資料館が開館致しました。その時の運営は藤楓協会があたっております。

　二〇〇七年に高松宮記念ハンセン病資料館は国立に移管されるわけです。それは、国賠訴訟があったからです。そして四月にリニューアルオープンしました。二〇〇九年からは、運営団体を入札によって決めるということになりました。最初に受託しましたのが、皆さんご存じのように「日本科学技術振興財団」（「以下、「科技団」という。）でございまして、以後七年間は何の問題もなく経過したわけです。しかし、八年目に入った時に、私たちは当然引き続いて「科技団」だろうなと思っていたのですが、二〇一六年二月に厚労省は全療協に何の連絡もなく、Aランクに限定してた入札応募要件の条件を多くの団体が応募できるようにランクB、C、Dまで引き下げて入札に応募できるようにして、その結果、入札で決まったのが日本財団だったというわけです。この入札結果も厚労省からは何の連絡もなく、私たちはあとで資料館の関係者から知らされました。

その真意を確かめたいと思い、すぐに会長と厚労省に出かけて行きましたが、回答は一切ありませんでした。それは現在でもありませんが、全療協としては、日本財団の性質そのもの、通常、耳にする団体の状況で資料館を運営できるのかと思いましたので、日本財団が科技団から運営を引き継ぐのは納得できないということを何度も言い続けてきました。いろいろ考え合わせると、入札による日本財団の受託は何か政治の力が働いていたのではないか、という疑念はいまだに晴れていません。しかし、二〇一六年四月以降、日本財団が資料館を運営しているわけですが、その矢先、昨年（二〇一八年）の四月に、受託者である日本財団の指示によって、資料館の学芸部長と課長が左遷され、それまでの学芸部を解体して新たに事業部を設置致しました。専門家の中にも学芸部が大事だという意見もあるように、資料館は本来、学芸部が重要なわけでして、学芸部を解体した意図が何なのかまったくわかりませんし、尋ねても答えてもらえない。先般、成田館長が国立ハンセン病資料館常設展示に関する基本概要案を作られたのですが、その基本概要案でも資料館の資料の重要性を感じていない内容でした。

全療協ニュースの先月号（二〇一九年四月号）でお知らせしましたが、今年に入って一番問題だと思ったのは館長の再契約問題です。厚労省は成田稔館長がどういう健康状態にあるのかを知っているはずなんですね。九二歳になり心臓に疾患も抱えドクターストップがかかっている状況の館長に再任を安易に要請して、時々意識障害を起こすんだと言っている本人もその要請を簡単に受け入れましたので、今年度四月一日からも成田さんが館長であり続けています。これは、一般社会では通用しない人道上の問題でもあると思います。全療協は厚労省の無責任な姿勢に対して抗議をしました。責任をきちんと果たすように要求していますが、まだ答えは出ていません。私どもは六月に交渉を行いますので、その場できちんと決着をつけてほしいと思っています。いずれにしてもあいまいな態度は許すことはできないと思っています。常に不思議に思うのは、成田館長の状況を常に目にしている学芸員や資料館の担当の方々がどう思っているのかわからない。誰が見ても大変な状況だということはわかると思うのですが、誰もそういう声は発しない。これは非常に不思議だ。私は療養所の闇に光を当てるという、資料館の当初の目的が関係者の皆さんの頭の中にはないのではないかと危機感を感じますし、資料館でいま起こっている動きは当事者である全療協の存在さえ無視しているのではないかと思えてなりません。

　したがって、私どもは資料館の主体性が損なわれているると思われてなりません。全療協は、資料館の主体性を取り戻すための闘いを行うということを確認しています。またこうした状況を作り出した原因が、入札制度にあると思っています。入札制度を改めるには、資料館を運営する法人組織が必要だと考えております。したがって、全療協は受け皿になる法人を作るための準備を進めております。それが資料館の主体性を守る唯一の方法だからです。

　最近、資料館のイベントの数が増えています。結果としては、イベントに参加された方の声を聞いてどうだったかというと、私の聞いた範囲ですが、資料館というのは一回見て終わりというものではない。もう一回資料館に行ってみる。さらにパネルを見る。こういう資料館であるべきだ。イベントがしっかり考えることのできるようなものに繋がればいいが、来場者の数を増やすだけのものになっているような気がしてなりません。専門家ではありませんが、外から見ていて感じる問題です。しかし、当たってないとは思っておりませんから、これからもそのことは言い続けていきたいと思います。科技団の時はいろんな問題が起きても常に全療協に相談に来て頂いていましたが、日本財団になってからは一度も相談に来られたこともないし、一度も相談を受けたこともありません。これは改めてもらわないといけないと思います。口はばったい言い方で申し訳ありませんが、私が常々感じている問題を最後に言わせて頂きました。以上です。

遠藤　今、藤崎さんにお話し頂きましたのは、全療協の責任者としての立場でのお話でした。初めて聞かれた方もいらっしゃると思いますが、まさにこれが今、資料館で起きていることです。しかし、本日はこの問題についてそれぞれ違う立場の方がいらっしゃいますし、最初にもお話しさせて頂いたように、こうした問題についてどう考えるのが正しいかをここで議論することは差し控えたいと思います。といいますのは、業務委託を日本財団が受けることの是非も重要ですが、それ以前にリニューアルオープンに向けて論ずべき問題の所在がかなりはっきりしていると思うからです。つまり、どの団体が業務を受託するかも重要ですけれど、今回は資料館自体の運営をどうするのかに絞って議論していきたいと思います。本日、藤崎さんが用意してくださった資料で、特に私が関心があるところを説明させて頂きたいのですけれど、二〇ページに一九九四年六月というところがあります。その資料館開館一周年のところに、「来館者は一日平均四〇人、年間一万人に達する。資料館は開館以来、国立ハンセン病資料館に再編されるまで、学芸員も司書もおかず佐川氏を中心とした入所者たちによって、図書室の管理、団体への語り部活動、展示物の案内・説明、企画展や各種展示会の準備、講演会・シンポジウムの開催などがおこなわれていた」とあります。高松宮資料館として運営していた当時には学芸員もいない、入所者の方たちが実際問題として図書室の管理、語り部活動、展示室の案内などをすべてやっていたんですね。入所者の方たちが自分たちの手で運営していた、そういう組織として資料館は始まったという事実があります。もともと資料収集も入所者の方たち手によって行われていたという特徴があるんですね。

二〇〇二年には、熊本地裁で行われた国賠訴訟裁判の原告勝訴の結果、政府見解の中に「ハンセン病資料館の充実、名誉回復のための啓発事業などの施策の実施について早急に検討を進める」という方針で、「ハンセン病資料館施設整備等検討懇談会」が設置されました。ここから国立ハンセン病資料館のスタートがあるんですね。そして、その時、どういう名前の資料館を作るかということになって、二〇〇六年一〇月に「ハンセン病資料館なのに、なぜ高松宮記念という冠がつくのか」という問題提起が全療協側からあり、議論はかなり難航しました。最終的に二〇〇七年四月、高松宮記念ハンセン病資料館は「国立ハンセン病資料館」として再開館するという流れになります。そこで業務運営委託事業者として「ふれあい福祉協会」が受託するんですね。

国立に移管された当時資料館をどう運営をするかについてはあまり議論されなかったみたいで、後追いで恐縮ですがこの時にしっかりとした議論がされていれば問題はかなり整理できていたのではないかと、私は感じております。この資料には書いていないんですが、二〇〇七年にハンセン病市民学会でリニューアル資料館を考えるとして、ふれあい福祉協会が運営するのはおかしいという積極的な議論が出されたんですね。それが厚労省への提言という形でまとまりました。その結果、二〇〇九年に科学技術振興財団が新たに業務受託事業者としてスタートしました。ここからは、藤崎さんが言われたように七年間、科学技術振興財団に業務委託されます。そして、二〇一六年四月一日に業務委託業者として「日本財団」が受託します。ここから三年目に入ったという流れです。

入所者の方たちが自分たちの歴史を残そうとして資料をずっと集めて来られた、自分たち自身の取り組みがあったわけです。長島愛生園にも同じように宇佐美治さんが集め残された貴重な資料に基づいて作られた歴史資料館がありますし、その意味では各地の博物館は当事者の方たちが自分たちのために心血を注いで残された資料の上に基づいているということが、資料館のミッションを考える際に考える必要があるのではないかと私には思えます。ここから、金城さんにもミッションという問題について発言して頂きたいと思います。

金城雅春　愛楽園の自治会会長の金城です。どういうわけかここに座らされて、私に似合わないミッションです（笑）。

先ほど事務局長がお話されたように、この問題は看過できない問題です。我々としては、我々の先輩たちが資料を集めてこの資料館をスタートしたわけであって、我々の被害実態をどのようにして世間に明らかにしていくのかというのが大事で、それがなければ資料館はある意味がない。そういったことではこの資料館を誰に受託させるかということでごたごたすることではないと思います。これまで資料館は順風満帆できたわけではなく、東京での市民学会の時もかなり指摘をされております。国の意向に沿った展示になっているという指摘をされています。私たちはこの問題については、意見を述べる権利があると思っています。自分たちの要求でできた資料館が我々の話を聞かないというのは正常な状況ではないと思っております。それだけは言っておきたいと思います。

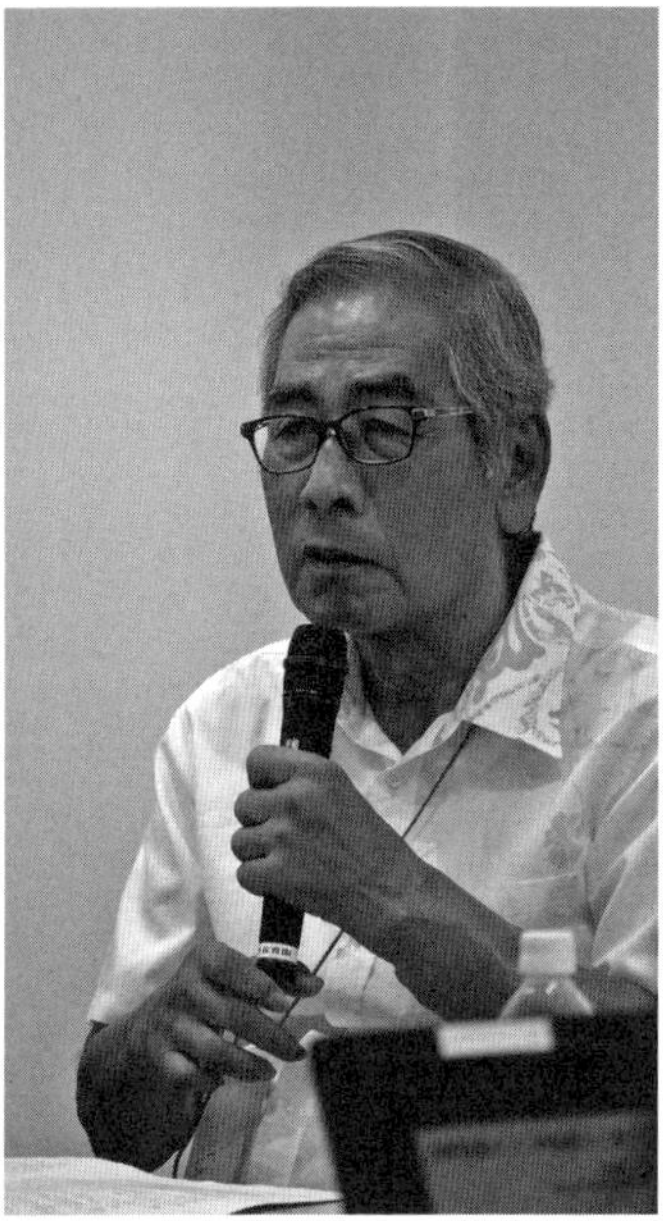

遠藤　博物館学の権威であります君塚先生にはご多忙中かなりご無理をお願いして参加して頂きました。君塚先生には、三〇分くらい時間を割いて博物館と資料館の関係についてお話をして頂くことにしております。君塚先生のお話を伺ってさらに皆様の議論を深めていきたいと思います。

君塚先生のお話の中に出てくると思いますが、君塚先生は高松宮記念資料館ができる際に西武新宿線久米川駅の駅頭で資金集めをしている佐川修さんたちの姿を目にされたのをきっかけとしてハンセン病資料館についての関心を持たれて、それ以来、資料館の運営に関して佐川さんや平沢保治さんの活動をサポートされてこられたというご経験をお持ちです。では資料館の問題と照らし合わせて、議論の整理をして頂くことにしたいと存じます。

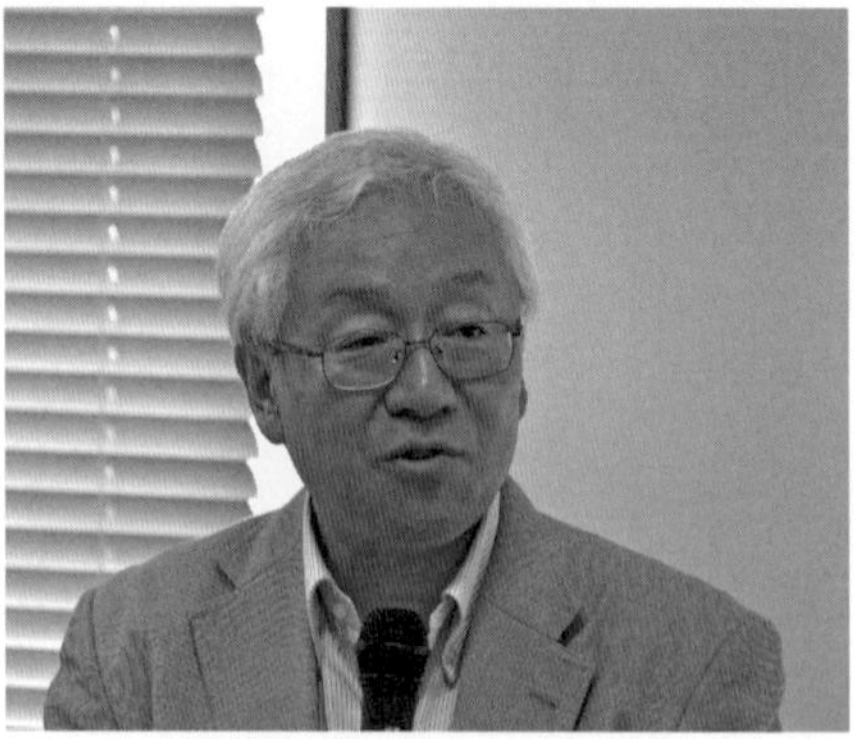

君塚仁彦　遠藤先生からご紹介頂きました君塚です。東京学芸大学で博物館学の専任教員をしています。私は、大学院修了後、東京都豊島区立郷土資料館で学芸員として約五年間勤務しておりました。歴史学や歴史教育がもともとの専門なのですが、現在は、博物館学を専門として活動しています。今日は、時間が限られておりますので、話の内容を資料にまとめてあります。あとでお読み頂ければと思います。

一．私とハンセン病資料館

これまで全国の療養所を回らせて頂き、回復者の皆さまに大変お世話になりました。今回は、国立ハンセン病資料館の今後の在り方やミッションを考え再検討していくための会合ということでしたので、その方向性で話を進めていきたいと思います。項目としては一～四までございます。資料の八頁に書いたのは大学紀要に論文として書いたものとほぼ同じですので、東京学芸大学のホームページからも見て頂くことができます。

最初に「私とハンセン病資料館」というところから入ります。日本国内で今、ハンセン病・ハンセン病問題に関する正しい知識の普及、深刻な被害を受けてきた回復者の記憶継承と名誉回復を主な設置目的とする「ハンセン病博物館」が全国の各療養所内に開設され、準備中も含めその数を増やし、私設の博物館もあります。「ハンセン病博物館」という概念には、展示機能を持つ社会交流会館も含みます。

「表1」は、国立ハンセン病療養所内にある「ハンセン病博物館」を、二〇一九年四月段階で整理したものですが、どのような設立背景があって、どのような活動をしているのかを短くまとめています。「表2」は国内にある私立の「ハンセン病博物館」をまとめたもので二〇一七年九月時点のものです。国設だけでなく私立に関しても展示スペースが増えているということをまず確認しておきたいと思います。

一頁に戻って頂ければと思います。私とハンセン病資料館とのかかわりについてですが、今でも忘れることのできない光景があります。大学の仕事で教育実習のあいさつに行った時に、たまたま西武新宿線の久米川駅前で、障がいを持っている方々が何かを訴えている現場に遭遇しました。話を聞くと、ハンセン病回復者の方々が資料保存を訴えて博物館の設立運動をされているということでした。それまで博物館設立運動に関して調査していましたが、初めて見た光景に大変驚きました。今でもその場面が鮮明によみがえります。

佐川さん、平沢さんとその後お会いするわけですけれど、話を聞いて感動しました。保存する対象として意識されていなかった、打ち捨てられようとしていたハンセン病関係の資料保全を訴えられていた。今でこそ、対象が広がってきていますが、当時はその対象にすらなっていない。忘却も含め、資料を隠滅する動きに対する抵抗の姿がそこにありました。それは、世間から忘れ去られ、自らの歴史や記憶が忘れ去られようとしていることへの怖れ、そして抵抗の姿でありました。

平沢さんたちが訴えかけていたのは、何よりもハンセン病回復者が受けてきた差別偏見の歴史を「忘却」しないで欲しいということでした。私は、自然現象を表す「風化」ではなく、あえて「忘却」と表現しますが、そこにあったのは、人として生き抜いた自分たちの姿を忘れないで欲しいというものでありました。そのための記憶と継承の場、資料保存の場としての資料館がどうしても必要なのだという主張でありました。自分たちの苦闘の歩みだけでなく、回復者たちの人としての姿、ハンセン病問題とその解決をテーマとする博物館建設を目標とし、課題に真正面から取り組もうとする熱意と力強い姿勢に、私は圧倒されました。この体験が全ての起点です。

勤務先の大学で、教員免許状更新講習という免許状更新のために学校の先生方を対象に行われる講習がございます。数年前から、これに国立ハンセン病資料館を絡めて取り組んでおりますが、先生方からの反響は大きく、教育系大学でこの問題に取り組んでいく意味を感じております。

全体会でも出ておりましたが、ハンセン病問題をテーマとする啓発や教育は理想論だけでは解決することができない、そこには教育的な課題があることを実感しています。「ハンセン病博物館」増加の背景については後で述べますが、ハンセン病問題、ハンセン病回復者の歴史を展示する場所が国内で確実に拡大してきていること、博物館だけでなく、書籍や映画、テレビなどのメディアでも取り上げられ、ハンセン病問題に接する機会は確実に増えてきていると思います。国や自治体関係者、市民団体の多彩で地道な取り組みの積み重ねがあり、ハンセン病問題に関する理解が一定の広がりを見せていることは確かです。しかし、昨日の全体会でも不十分であるという指摘がございました。

私も、日常に接している人たち、学生や大学院生たちと接するたびにハンセン病そのものの理解やハンセン病問題への認識をさらに広め、より深めていく必要性があると、年を追うごとに感じています。

誤解を恐れずに言えば、関係者の地道でさまざまな努力があるにも関わらず、ハンセン病問題は、時間の経過とともに忘却と無関心の一途を辿っているように見えることがあります。二〇〇三年に熊本県で起きた宿泊拒否事件をはじめ、さまざまな問題が噴出しています。ハンセン病問題は終わっていません。

今の学生はデジタル社会の申し子ですので、デジタル化の急激な進展とともに大量の情報の中でこの問題が埋もれつつあるという実感を日に日に強くしています。「それ、ネットで見たからわかっている」という反応なのですね。

あとでその反応の一部を紹介させて頂きます。そのような現状を踏まえれば、ハンセン病博物館は回復者の名誉回復を目的として、ハンセン病に関する正しい知識の啓発とハンセン病問題の存在と解決を「もの」を通してアピールする場であり、忘却と無関心という課題を克服する社会啓発・教育の場として機能すべきであると思います。博物館が増えていることは、回復者の歴史や記憶を継承するとともに、それらの教育課題に対する期待の表れであるといえると思います。

二頁目に入ります。「ハンセン病博物館」が担うべき役割はますますその重みを増していくと思われます。さまざまなテーマを取り扱い、「もの」の展示という視覚的、しかも制約の多い手段でテーマを表象する博物館は、「見る」ことだけに限定され語られることがあります。しかし、博物館は資料収集や保存も大切ですし、研究も大切です。そして教育です。博物館に勤務していて違和感を覚えたのは、学芸員の仕事というのが「もの」と「人」とを離す面があるということでした。

「もの」に触らないで欲しいと、これは大切だから触らないで欲しいということですが、資料保存の観点から見ればそれは正しいことです。博物館はよく「五感に訴える」と言いますが、それはもう虚偽に近い。ほとんどの博物館では、なめることもできませんし、味わうこともできません。博物館は触ることを拒否しますが、実際のところ、視覚障がいとか、さまざまな障がいをお持ちの方に対してそれでよいのだろうか。学芸員時代の問題意識の一つでした。

二頁に戻りますが、博物館は多岐にわたる内容を選別します。体系的・系統的にものごとを構成します。「もの」を並べて、空間をパッケージ化して伝えようとします。しかし、「ハンセン病博物館」のような「歴史の被害者」が主体となる、いわば負の歴史がメインテーマとなる博物館は、見た目も大きく、さまざまな設備を備える立派な博物館ができたことで、さまざまな課題が解決したかのような錯覚を人々に起こさせることがある。そのような実感を、ここ数年、強く持っています。負の歴史をパッケージ化する場所として、東村山にハンセン病問題に関する立派な博物館ができた。博物館イコール解決された負の歴史をパッケージする場所だという認識が、学生だけでなく一般的に広がっている。これはかなり根強く共有されているので、注意しなければいけないポイントであると思います。既に解決した「過去の問題」ではなく、現在進行形の問題であるということを認識することは、博物館活動を展開していく上での大きな留意点であると思います。

これらの認識に基づいて国立ハンセン病資料館をめぐる課題を、博物館学の見地から整理した上で、望ましい姿とその実現のためのいくつかの視点を提示することがこの報告の目的です。

二．国立ハンセン病資料館の現在的位置

世界史的に捉えてみたいと思います。ヨーロッパの一部を除いて、世界的に見て、「医学」「医療」や「病気」「感染症回復者による運動」そのものをテーマに取り上げる博物館は多くありません。ハンセン病、ハンセン病医学、ハンセン病回復者が受けてきた差別の歴史、闘いの歴史等をテーマとする博物館がこれだけ存在するのは世界的に日本だけに見られる現象です。まず、ここを押さえておきたいと思います。

一九九〇年代のヨーロッパを中心とするショアーをめぐる「記憶論争」の影響を受けて展開した負の記憶の当事者による「記憶の場」「記憶継承の場」としての博物館設立運動の一環としても把握できる動向でありますが、ヨーロッパの動きよりはやや遅れていますが、

世界史的には明らかにその一環として位置づけることができるだろうと考えます。大阪人権博物館をはじめ、沖縄戦、部落差別、アイヌ民族、在日朝鮮人、日本軍「従軍慰安婦」、水俣病等、この種の差別・抑圧を受けた側による公立や民間ベースを主とした博物館設立の動きは、日本の博物館史上、二〇世紀末から現在にかけての特徴的な現象で、数的に見ても日本独自の動向であると言ってよいと思います。

ヴァルター・ベンヤミンという哲学者がいます。有名な「歴史哲学テーゼ」という作品の中で「歴史を逆なでする」という概念を使っています。いわゆる「正史」に位置付けられない人々の歴史にこそ時代の本質があると言っています。そういう人たちの記憶をきちんと記録するための博物館、それが「歴史を逆なでする博物館」なのだというのが私の考え方ですが、「ハンセン病博物館」というのは明らかにその一つなのだろうと考えています。負の記憶に関する内容を取り上げていくということです。同時に人権教育の場としての人権博物館の役割を果たしていくというのが、今回取り上げられている国立ハンセン病資料館の取るべき位置であると思います。回復者の方々の運動があったからこそ存在しているという意味でも意義がありますが、ハンセン病問題に関して国がきちんと責任を取り続け、絶えず中身がチェックされていくということ、それが明示されているという意味でも意義ある存在であると言えます。

博物館学の視点から考えれば、日本におけるハンセン病博物館は、これまで一般的な歴史博物館では取り上げられることのなかった「負の記憶」に関する内容を取り上げ、排除され、廃棄され続けてきたものに新たな価値と視点を与え、それらを資料として収集・保管する「歴史を逆なでする」博物館の一つであると考えられる。そしてそれは、人権教育の場としての「人権博物館」の役割を果たすことも意味する。それが、国立ハンセン病資料館の取るべき位置でもある。

続けて、国立ハンセン病資料館の設立経緯について考えたいと思います。「ハンセン病博物館」については、これまで国主導で設置されてきた経緯がありますが、その背景には回復者による資料保存・公開活動という文化運動的側面と、博物館をめぐる政治的側面の両面を見る必要があります。回復者による文化運動的側面を顕著に見ることができる高松宮記念ハンセン病資料館、現在の国立ハンセン病資料館はその典型例ではないかと思います。

現在の国立ハンセン病資料館の基点はどこにあるのでしょうか。それは、多磨全生園入所者である松本馨氏と山下道輔氏による「ハンセン病図書館」活動にあります。「ハンセン病図書館」の前身は、一九六九年に「全生園六〇周年記念事業」の一つとして東京都の助成金を受け、「全生図書館」内に設置されることになった「ハンセン氏病文庫」、開設当時は「癩文庫」と呼ばれていたものです。この文庫は、ハンセン病患者の記録や記憶が記された書籍の散逸を憂えていた入所者自治会で役員を務めていた松本馨氏が資料の収集と保存を目的とする図書館作りを提言したところから始まります。当時、自治会文化部に所属して「全生図書館」図書委員の一人であった山下道輔氏が文庫に主体的に関わり、活動は飛躍的に発展していった。本の貸し出しのため園内病棟を巡回する巡回図書館活動も行われていたが、読書に対する園内入所者のニーズがいかに高かったかを伺うこともできます。

これは、宇佐美治さんが「ここを忘れてもらっては困る」と再三再四、強調されていました。金泰九さんも同じようなことをおっしゃっていました。両面から見る必要があるのだと思います。図書をはじめ資料の収集と保存を目的とする図書館作りを提言したのが起点になります。「私は、本の収集と同時に、物品の収集も始めました。入所者の生活をしのばせる物、入所者の手になる絵や工芸品等々を残しておくことは、活字資料と同じくらい価値があると考えたのです」というところが素晴らしかったと思うのですね。山下氏はその経緯について以下のように述べています。

私は、本の収集と同時に、物品の収集も始めました。入所者の生活をしのばせる物、入所者の手になる絵や工芸品等々を残しておくことは、活字資料と同じくらい価値があると考えたのです。松本さんも賛成してくれました。確か、物品集めの第一号は、製造部で使っていた分銅秤だったと思います。また収集には金子保志さんが大変協力してくれましたし、文献資料では山城正安さん、國本衛さん、大竹章さんなどにお世話になりました。そして本と物品とで、図書館はあっという間にあふれるようになり、二年後の一九七九年だったと思いますが、プレハブ小屋を建てたのです。それは現在は図書館の庭に建っていますが、当初は展示室の建っている土地にありました。プレハブはあくまでも収納小屋です。ただ物をしまっておくだけです。しかし私は物品を展示できる部屋がほしいと夢をふくらませていました。それで自治会長である松本さんに五、六年も要請し続けたでしょうか。松本さんが会長を退いたのが一九八七年。プレハブ小屋を移動させて。五〇坪ほどの立派な資料室を含むスペースが鉤《かぎ》の手に増設されたのが一九八九年の開園八〇周年の時ですから、結局、あの資料展示室は、松本さんの会長としての置き土産となりました。活字文化を残すとともに、当時の患者の生活をしのばせる物品も集め、展示する。それが「ハンセン病図書館」の存在意義だったとすれば、その流れは確実に、松本さんと大谷先生とのさまざまな話し合いから「ハンセン病資料館」へと受け継がれていったのです。

この話は、図書館を訪れた時にお聞きしましたが、ここが一つの起点になっているということを事実として確認する必要があると思います。博物館は「もの」の集積から始まりますが、回復者の方々が地道に集められた「もの」が起点になっていることは確認していく必要があると思います。

五頁のところになります。園側の判断で廃棄処分になる寸前だった『見張所日誌』など貴重な記録文書を救出するなど、地道ではあるが刮目《かつもく》すべき収集活動も行われました。入所者でなければ価値を見出すことのできないような記録文書や日常生活で使われていた「もの」を収集したのは、それらが絶対隔離政策の証であり、苛烈な現実に置かれ続けた患者・回復者たちが「人」として生き抜いた証であると認識していたからです。このようにアーカイブズの問題も含まれます。公文書管理法の問題がありますのでそう簡単にはいかないのですが、記録文書への着目は大切です。「もの」と同時に非常に重要な文書資料を見出し、そこに価値をおいて保存していくという、これは回復者の方々の高く評価すべき動きです。

三．日本の博物館政策・制度の方向性と国立ハンセン病資料館

博物館法という法律があり、そこに博物館の機能について書かれています。私は三つに整理しています。①収集と保管、②公開と教育、公開には資料の展示や資料の閲覧も含みます。教育には啓発活動も含みます。それから、③調査・研究です。博物館学では、これらは等価値であると位置付けられています。学芸員さんによっては、研究が全てだという人もいるかもしれませんが、博物館というのは、伝える場、あるいは学び、考える場を提供してなんぼの施設でもあり、法的にも社会教育機関の一つとして位置付けられています。しかしこの法律は国立の博物館をカバーできていません。

国はさまざまな形で博物館に関わっています。現在は、国の直営ではなく独立行政法人が運営母体となっ

ており、それぞれ根拠法が整備されています。一九九九年には、独立行政法人国立科学博物館法が施行されました。二〇〇七年には、東京・京都・奈良・九州の各国立博物館が所属する独立行政法人国立博物館と独立行政法人文化財研究所（東京・奈良文化財研究所）が統合され、独立行政法人国立文化財機構が発足した。現在、日本を代表するこれら四つの国立博物館は、全てこの機構に属している。国立美術館はこれとは別に、二〇〇一年に発足した「独立行政法人国立美術館」に東京国立近代美術館、京都国立近代美術館、国立西洋美術館（東京）、国立国際美術館（大阪市）、国立新美術館（東京）の五館が所属し、それぞれ運営がなされています。千葉県佐倉市にある日本最大級の歴史系博物館である国立歴史民俗博物館は、「大学共同利用機関法人・人間文化研究機構」に属する国立博物館の一つです。

この他にも、各省所管の博物館が存在します。国立ハンセン病資料館、国立戦争博物館である昭和館は、実際の運営は民間委託する形でありますが、ご承知の通り厚生労働省が所管する博物館です。またあまり目立つ存在ではありませんが、戦争を取り扱う博物館としては、防衛省も、北鎮記念館（北海道旭川市）や海上自衛隊第一術科学校・教育参考館（広島県江田島市）などを所管しています。国立大学にも附属博物館が設置されています。

このように、独立行政法人での国立博物館の運営、結果的に博物館法の枠外に位置付けられている問題は、今後、日本が国としてどのような責任ある博物館行政を指向し創造しようとしているのかという大きな課題を孕んでいると思われます。

四．国立ハンセン病資料館の望ましい姿―「これから」のために実践されるべきこと

このように、国立の博物館の在り方は多様であるのですが、国立ハンセン病資料館は、運営形態に課題はありますが、学芸員数などを見れば、他の国立博物館と比べれば恵まれています。なので、その機能を百％引き出すことを真剣に考えなければなりません。

国立ハンセン病資料館では毎年『年報』を刊行しています。博物館では一年間の活動のまとめを『年報』にまとめて成果を「見える化」していますが、皆さんもぜひご覧ください。『年報』の中に目的、理念などがきちんと明記されています。それに基づいて機能も書かれていますが、規程等は整備する必要があると思います。これは資料館主体でやって頂かないといけないことですが、六頁目の下線を見てください。

資料館の目的、理念、資料館像を読みましたが、これを変更する必要はないと思います、むしろ実現できていないこと、その原因や課題が何なのか、どのような対策が求められるのかなどを真摯《しんし》に考える必要があります。早急に処方箋を出す必要があると思います。

ミッションの実現に向けて課題になっていることがあれば、館長はじめ学芸員には、設立以来の活動を省察し、成果と問題点を検証しつつ、何が課題かを真摯に見つめ、解決していく努力が求められると思います。事実に即して課題を検証する必要があると思います。国立ハンセン病資料館は、国立博物館としてのミッション実現のために、ハンセン病問題、回復者運動史の研究や人権教育実践において「卓越と公平」の立場を確立していくことが必要であります。

ハンセン病問題に関する国内研究者のネットワークを構築するであるとか、あるいは海外の研究者や博物館と連携していくことなども将来的にはミッションの一つになるだろうと思います。なぜなら、これだけの数の「ハンセン病博物館」があるのは日本だけだからです。日本の動きは各国にも影響を与えると思います。資料館は、国立博物館としてハンセン病回復者の運動史、人権問題であるハンセン病問題の研究、社会啓発・人権教育のプログラム開発などを、先頭に立ってやっていかなければならないのです。ハンセン病問題を展示や啓発・教育活動で伝え続け、記憶を継承し続け、無念の死を遂げた人々の菩提を弔う役割を果たす役割もあると思います。そのための適切な組織マネジメントとガバナンスの確立が必要です。活動をさらに発展させるために、昨日も内田博文先生からお話がありましたが、自己評価、組織評価、第三者外部評価の導入は必要です。資料館の活動をPDCAサイクルに乗せていくこと。公金で賄われているわけですから、資料館に導入されるべき点のひとつだと思います。

前述したように、国公私立、博物館にはさまざまな運営形態がありますが、学芸員と事務方が両輪となってマネジメントがなされています。資料館のような業務委託形式では、どの団体が受けていようと、館長を中心とした組織をガバナンス、マネジメントする能力のある事務方と学芸員が協力しながら進めていくということが大切です。事務方管理職が学芸員資格を持っていようがいまいが問題はないというのが私の見解です。ガバナンスを行う運営トップにその能力を持つ学芸員がつくことも選択肢の一つです。回復者のため、市民のためにある資料館がミッションを実現するために機能すること。そのための組織と組織運営の実現こそが大切だと思います。この点は二〇一六年に出された「ハンセン病問題に関する普及啓発の在り方について（提言）」で指摘されていることとも重なります。

最後に、学校教育連携の必要性と人権教育の場としての組織的な機能アップ、社会啓発活動について述べたいと思います。担当する授業で、国立ハンセン病資料館やハンセン病問題を取り上げてきましたが、このような学生の反応があります。

「こんな暗い歴史を、今さらになって大学の授業で、なぜわざわざ取り上げるんですか？」

「正直に言えば気が重い、暗い気分になるのでいやです。」

「そもそも、私とは関係ない過去のこと。考えたくないし、自分たちが責任など取る必要はない。」

「正直に書きます。こういう醜いものは苦手です。こういうのは見たくないし、考えたくもない。そういう人たち（私）の苦しみも考えるべきだ。」

「親から美しいものだけを見るように育てられた。博物館は美しいものを展示する場所。こういう特殊な博物館を取り上げるのは心外。」

「就職活動をする上で、教養として知っておいても悪くない程度のことだと思う。」

「アドバイスしてよいですか。先生の熱意はわかりますが、研究者としては一度この問題（ハンセン病問題）から離れるのが得策だと思います。」

「博物館ができたので、ハンセン病問題は終わったのかと思っていました。」

「ハンセン病博物館」、ハンセン病問題は私のライフワークです。止めることはありませんが、最近よく見る意見で気になっているのが「博物館ができたので、ハンセン病問題は終わったのかと思っていました」というものです。これは真摯に受け止めないといけないと思っています。資料館から、絶えず情報発信を続けていくこと、ハンセン病問題が現在進行形の問題なのだということを、多様な方法で発信していくことの必要性を強く感じさせる発言です。

レイチェル・カーソンの指摘が示唆的です。彼女は見るということだけでなく嗅覚も大切だと言っているのです。金泰九さんも言っています。「長島の記憶っていうのはなあ、クレゾールの臭いなんだよ」と言われていました。これは回春寮のことです。『わが八十歳に乾杯』という本の中にも出てきますが、私にそのことを何度もおっしゃっていました。

ハンセン病回復者の記憶「継承」とは何なのでしょ

うか。回復者の体験を聴くことはきわめて大切な経験です。実体験を持たない人々にとって、歴史の当事者である回復者から直接話を聴くことの効果の大きさはこれまで指摘してきたところですが、博物館が展示表象する「大きな物語」からもこぼれ落ちそうな個人レベルの「小さな物語」にこそ、偏見差別の本質を突くような、聞く人の心に深く突き刺さる内容がある場合も多いと思います。

しかしそれだけでは「継承」にはなりません。本来、体験は、誰もが同じ時空間を共にすることはできないため、「継承」は不可能に近いと思われますが、しかし、体験者の講話を聴くことと共に、展示見学や歴史の場所へのフィールドワーク等も含め、体験者である他者への想像力、回復者への想像力や「思いやる」という能動的な気持ちを高めることは可能なのではないかと思います。自らを省みても感じることですが、知識のうえで「分かった」自分に一定の満足感を覚えていて、そこで思考が止まってしまうことがあります。ハンセン病回復者の体験や記憶についてもほぼ同じことが危惧されます。なので、次のステップを踏むことで「継承」に近づけるのではないかと考えています。

①例えば、なぜ回復者たちは家族から引き離され、社会からも強制隔離され、自由な結婚も子どもを持つことも許されず、ワゼクトミーや堕胎を強制されたのか、なぜ国や社会、そして家族までが最終的にそれを支持したのかなどの理由や心理状況などの歴史的事実を正しく理解すること。

②回復者が受けた偏見や差別は、社会や世間から姿を消しているのか。現在の回復者をめぐるさまざまな状況を図書館の書籍や博物館が提供する資料や情報などで深く調べること。

③偏見や差別を受けた回復者の姿や気持ちを想像し、そのような人を二度と生み出さぬための行動を考え、何らかの実践をすること。実践には、友人や家族など身近な人との対話や相互に考えあうこと、考えたことを書き残してみること、資料館が提供するさまざまな行事に参加してみること、あるいは学校や集会などで意見発表することなど日常的な行為も含まれる。

人生についてさまざまな感情を抱くことが出発点です。「なんてひどいことだ」とか「くやしい」とか「悲しい」だとか、そういう感情を無視してはいけない。そのことが出発点であって、①、②、③があると考えています。その三つが積み上げられた時に、ハンセン病回復者の記憶や体験が次世代に「継承」されたと言えるのではないかと私は考えています。

「ハンセン病問題の解決の促進に関する法律」に盛り込まれた正しい知識の普及啓発、回復者の名誉回復というミッションを果たすためさまざまな活動を展開していく事が大切です。長島愛生園歴史館の「史跡をめぐるクルージング・ツアー」事業などは素晴らしい活動ですし、多種多彩な普及啓発活動を展開していきます。それから、菊池恵楓園で行っている学生の協力による企画展活動とか、学校等への出前授業など多くの普及啓発活動を展開している国立ハンセン病資料館とか、沖縄愛楽園は地域密着型の素晴らしい啓発活動などは高く評価できる事業だと思っています。

八頁目に戻ってください。回復者の語り部活動についてです。二〇年以上の実績がある佐川さん、平沢さんの語り部活動。何度も学生に聞かせましたが、彼らに深い感銘を与えます。また社会啓発課を中心にしてやっているアウトリーチ活動、これも年間一〇〇回ぐらいでしょうか、自治体や学校、企業への出前講義が盛んに行われていますが、それだけニーズがあるということです。

ボランティアとどのような協力的な関わり合いを持つか、これもハンセン病問題の普及啓発にとっては非常に重要な問題です。昨日も全体会で指摘がありましたが、回復者の方々はかなり高齢者です。語り部の後継者育成ということも非常に重要ですし、対話の持つ教育的意味、互いに考え、相互に想像し合う対話空間ということに重きを置いて活動を続けていく必要があるのだろうと思います。想像力を磨くということは知識の供与だけでは難しく、知ったから正しい行動をするものではありません。対話を通した展示見学の在り方を考えていくことも重要な観点の一つなのだろうと思います。展示すれば分かるというのは伝える側の傲慢です。「展示すれば分かるだろう」「分からない方が悪い」ということを一世代上の学芸員が言っていたのを聞いたことがありますが、それは違うと思います。「見る」ということだけに限定された空間で、「見る」側にも「見せる」側にも想像力が必要なのです。博物館というのは、資料だけではなく、その間をつなぐ人が大切なのです。

先にも指摘したように、この種の博物館は一度立派な施設が建設されると、来館者にさも問題が解決したかのような錯覚を起こさせることがあります。「語り部」の減少とともにその傾向は強まり、解決済みの「過去の問題」として認識、忘却されてしまうことが起こりえます。「ハンセン病博物館」は、ハンセン病問題に関する課題を喚起し続け、対話空間としての、フォーラムとしての博物館を目指す必要性があり、その意味でも日本の「ハンセン病博物館」は新たなステージに入りつつあると思います。そして、その全ては第一義的には退所された方々も含む回復者のためにあるのです。つたない内容でしたが、恩人である亡き佐川さんにこの報告を捧げ、話を終えたいと思います。有難うございました。

遠藤　君塚先生、有難うございました。二〇〇八年のハンセン病市民学会年報に掲載されている資料館分科会の議論のなかで、佐川さんは「私たちの目の黒い間はいいんですが、そのあと資料館はどうなるのか非常に心配です」という、まさに遺言のような言葉を残されています。最初に話された資金集めですけど、「国に金を出させれば口も出すだろう。だからこのハンセン病資料館は絶対に国から一円ももらうまいと久米川の駅前で私も高松宮記念ハンセン病資料館という募金箱をぶら下げて募金活動を行いました。」とこの寄付をお願いするためにどれぐらいの苦労をされたかということも、全生園が出された本の中に書かれています。

君塚先生がまさにこのミッションを残していくために「忘却」という大きな問題に逆らって、資料館がハンセン病の隔離の歴史をどうやって残していくのかという大きな曲がり角といいますか、ますます課題が大きくなっているとおっしゃっています。実際に具体的な理念とか、どういうことをするのかを六頁の資料にも整理して下さいましたが、資料館の学芸員の方の中でも十分認識できていないと発言される方もいらっしゃいます。その意味では資料館のミッションを課題として具体的に実現していくのかが、まだまだ資料館の中で十分行われていない、あるいは自覚されていないという状況が学芸員の中にあります。これを具体的にどのように実現していくのかについては、後半にまた議論したいと思います。

次に、宮前千雅子さんから、宮前さんの大阪人権博物館の学芸員としての経験から、また利用者としての観点からご報告頂きたいと思います。では、よろしくお願いします。

宮前千雅子　皆さん、お早うございます。私自身がハンセン病問題と関わったのは二〇〇五年前後くらいからです。しばらくして多磨全生園に行ったとき、いわゆる「もの」資料は資料館の方に行っていて図書室で山下道輔さんが本の資料の整理をされていました。山下さんはとてもおもしろい分類をされていたんです。本の帯もすべてきれいに取っておられて、それを分類して棚に片づけておられたんですね。私はその時にそ

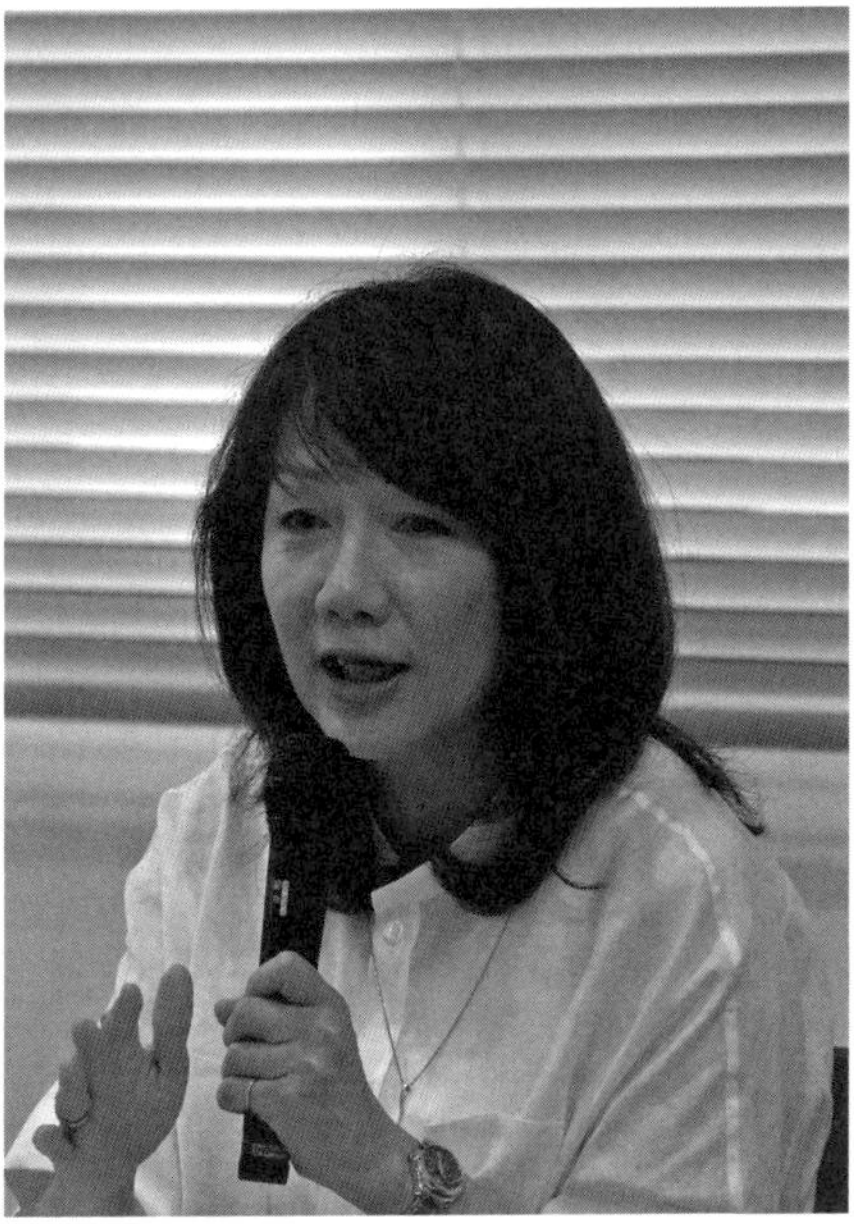

の分類自体が展示になるなあと思いました。企画展で「回復者が見た日本社会」とか、そういうのができるんじゃないかなあと思いました。その頃からハンセン病問題について歴史を研究することで関わり始めました。元学芸員というのは大阪人権博物館という博物館での学芸員経験を指します。「リバティおおさか」という愛称がついていますが、私はそこで一九九〇年代に八年間、学芸員とし勤務しておりました。ハンセン病資料館も人権博物館ですから、前半にその視点からお話しして、最後に利用者として思うことをお話したいと思います。

マイノリティとマジョリティという言葉を使います。マイノリティはハンセン病問題では回復者の方々でいわゆる被差別当事者のこと、マジョリティというのはそうじゃない人、無自覚で簡単に差別してしまう立場にある人のことを言います。

　大阪人権博物館（以後、「リバティおおさか」という。）での学芸員経験からといっても、どんな博物館？と思われるかもしれませんので、リバティおおさかの設立の経緯を少し説明したいと思います。先ほど君塚さんからもお話がありましたが、一九九〇年代にいろいろな博物館ができてきますが、その少し前に一九八五年にリバティおおさかは開館しました。この写真を見て、何かに似てるなあと思われた方、いらっしゃるでしょうか。これ小学校の跡地を利用していて、玄関はそのイメージを残しているんです。大阪市内の被差別部落にある小学校で、元々は明治のはじめに地元の人たちがお金を出しあって建てた学校でした。ですから被差別部落の運動、全国水平社の大会なんかも講堂で行われるような小学校でした。それが移転に伴う跡地利用として、財団法人を設立して博物館を建設、運営するということになりました。主な出資団体は大阪府、大阪市、また大阪府内の市町村というところです。一九八五年に開館しました。その時は「自由と大阪」とい

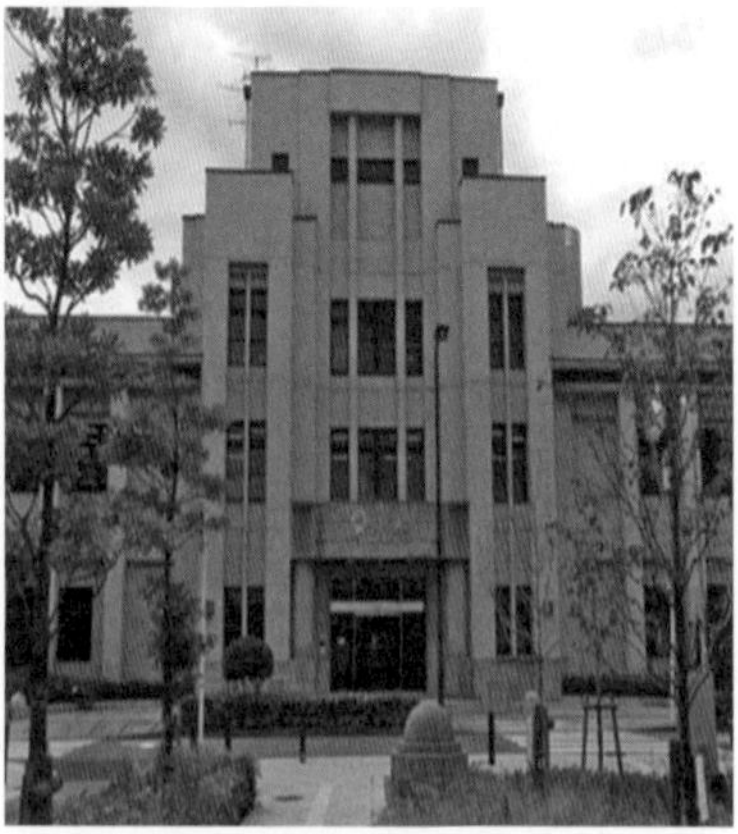

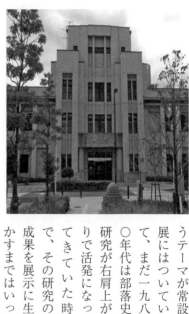

うテーマが常設展にはついていて、まだ一九八〇年代は部落史研究が右肩上がりで活発になってきていた時で、その研究の成果を展示に生かすまではいっていない内容だったと思います。そのあと一〇年ごとに常設展を見直しています。といいますのも、人権課題というのはその時々の社会の状況の影響を受けますので、現実の問題と齟齬《そご》が生じてしまうということがあります。開館して一〇年、第二次常設展で大きく展示が変わります。第一次常設展はほぼ部落問題と周辺の課題だけだったんですけれど、第二次常設展では部落問題だけでなく、女性問題や在日コリアンの問題や障害者の問題やあと公害の問題もテーマとしました。障害者の問題の一区画に身体文化と環境というテーマでハンセン病のコーナーができました。大阪には外島保養院がありましたので、大きな展示ではありませんでしたがコーナーができました。この第二次常設展はかなり評価をされた常設展だったと思います。

　ここからは元同僚たちから聞いた話がおもになりますが、それから一〇年経ちまして、学芸員が常設展だけでなく企画展をする中で、学芸員の研究も深まってきた。そこで二〇〇五年の第三次常設展では、「私が向き合う日本社会の差別と人権」というテーマで、HIVの問題や性的少数者の問題やホームレスの問題もテーマに入ってきました。この時大きかったのが、そのような被差別マイノリティのテーマを展示するだけでなく、自らの価値観を問うということで、清潔がいいとか学歴が高い方がいいとかいう価値観を問うコーナーを導入したんです。学芸員の中でも賛否両論あったそうなのですが、私自身は画期的だと思いました。ここまではよかったのですが、二〇一一年に消極的「リニューアル」と書いていますが、ここから大阪に維新の会の風が吹き始めるんですね。当時の知事がダメ出しをするんです。その意見を入れてリニューアルしたにもかかわらず、補助金が打ち切られるということになったんです。嘘つきですね。今もリバティおおさかはありますが、毎日開館できていません。大阪に行ったら、ぜひリバティおおさかを訪問してみてください（注：その後、二〇二〇年五月末日休館）。

　人権博物館というのは、先ほど藤崎さんが隔離の歴史に光を当てるとおっしゃっていましたが、私も非常に意義があると思っています。以下、三つの意義をお示ししたいと思います。課題を知ること自体が苦しくなるような問題ですが、それが人権尊重という新たな人権水準を生み出していくというそのバランスから、社会変革にも繋がっていくという視点です。ハンセン病問題を知ることによって日本社会を変えていくことができる。これが一つ目の意義です。社会にとっての意義ですね。次に個人にとってです。個人にとってもマイノリティの課題に出会うということで自らの人生を豊かにするという視点です。マジョリティ側にとっての意義で、これが二つ目の意義です。もう一つの意義はマイノリティにとってのもので、被差別当事者が自分たちの経験を社会変革に繋がるということでそこで力を得るわけですね。エンパワーメントと言いますか力を得るわけです。これが三つ目の意義です。そういう意味では、社会にとってもマイノリティ当事者にとっても、とても大切な場であるということです。

課題もありまして、あとからも細かい話はしますが、もともと日本には「権利」とか「人権」という概念がきっちりと根付いていません。ヒューマン・ライツという英語には、正しさとか正義という意味も含まれているんです。決してわがままではなく、自分勝手でもないんですけど、人権や権利を主張すると「あの人たちは怖い」とか「偉そうや」とかいうような批判が返ってくるのが日本社会の日常です。人権や権利についての無理解があると、いまリバティおおさかがその憂き目を見ている状況がまさしくそれなんですけれど、めちゃくちゃな社会の逆風を受けて学芸員も資料収集をしようと思っても、そのような風に吹かれてしまうと恒常的な作業ができなくなってしまうという状況になってしまいます。他の博物館に比して、そういう面はあるかなあと思います。

次に人権博物館の学芸員の責務です。一般の博物館と共通することも多いですが、これには四つあると考えています。一つは収集と保存、公開です。保存しないといけないけれど、公開もしないといけない。社会に開いていくということです。次にも関わってきますが、この点にも被差別当事者との話し合いは不可欠です。二点目は協議です。リバティおおさかには、学芸員の中にも色んなマイノリティがいました。私の場合は部落出身ですし、障害者や沖縄出身者もいました。いろんな立場の人がいるなかで真摯な協議が不可欠かと思います。自分たちだけで資料の解読ができるわけではありませんので、外部の協力者と協議していくことが必要です。自分たちが得た知見を元に、来て頂いた方たちにどれだけ分かりやすく見て頂く状況を作るかということです。人権課題はアクチュアルな課題ですので、特別展などを通じて資料収集をして、次に繋がるような資料収集をやってきていました。常に次の常設展の見直しに繋げるような取り組みをしてきました。

三つ目のマイノリティとマジョリティの立場ということです。公立博物館でよく言われることで、博物館とは私（個人）の記憶を県民全体の記憶に繋げていく、とよく言われたりするんですね。でも人権博物館は単に我々というようには括りにくいという問題があります。それがさきほどお話ししましたマイノリティとマジョリティの関係性なんです。関係性を整理すると、博物館というのは三者でまわっていると言われます。それは展示する人、展示される人、展示を見る人、この三者がいるわけです。ハンセン病問題でいうと展示する人、展示を見る人はおそらくマジョリティが多い。展示される人がマイノリティという形になりますので、簡単に我々という形では括れないことになります。あともう一つ、マジョリティがマイノリティの展示をする際に被差別の客体として扱ってしまうことがあるので、工夫を凝らさないと偏見の上塗りになる可能性を秘めていると思います。ハンセン病問題もそこ

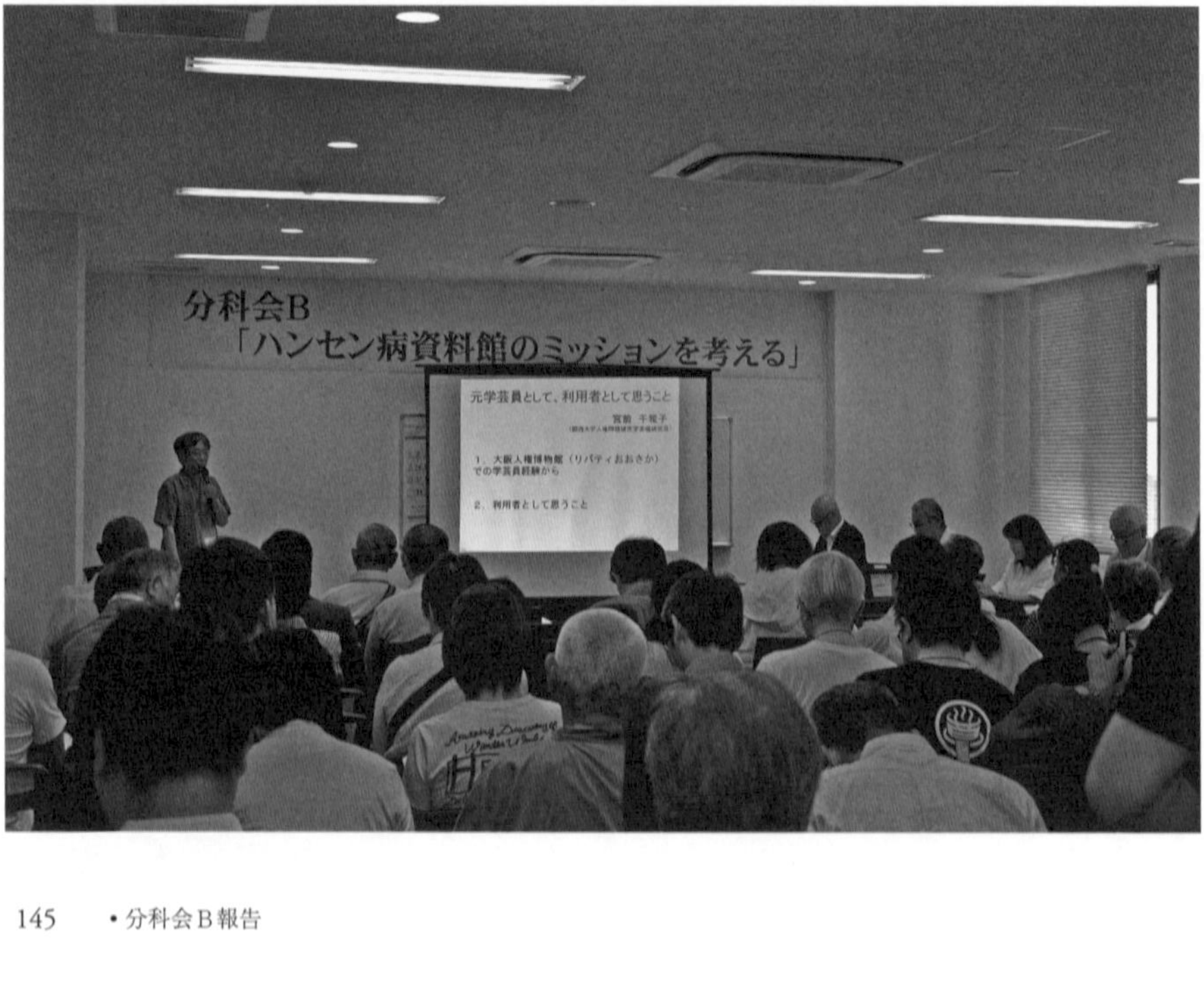
分科会B
「ハンセン病資料館のミッションを考える」
元学芸員として、利用者として思うこと
1、大阪人権博物館（リバティおおさか）での学芸員経験から
2、利用者として思うこと

には特有の課題もありますが、広く普遍的な人権問題でもありますから、必ず自分に返ってくる問題だという視点を展示する側が分かっているのとわかっていないのとでは、キャプションの表現一つにしても随分と内容が変わってくると思います。普遍的な視点、私にも関わりがあるという視点は不可欠だと思って、私自身は展示に関わってきました。

特にそのことで言いますと、二〇〇五年の展示では、「私はどう考えているのか？　マジョリティを問う」というところが出てきた工夫は、そのあたりをわかってもらうために入れた視点だったと思います。

もう一つ、第三次常設展でやった工夫はさまざまな資料をどうしても学芸員は三人称でしか説明できないので、マイノリティの人に解説してもらう、たとえば一つの資料を説明するキャプションを当事者の人に語ってもらうという工夫です。キャプションについては批判も出たそうですが、写真を載せてもいいよと言ってくださる方は写真やお名前を入れさせてもらって、そうすると顔がある課題になって、漠然とした課題ではなく身近な課題になったのではないかと思います。ここまでが私自身が人権博物館の学芸員としての経験で言えることです。

では次に利用者としての意見を言わせて頂きます。何度かハンセン病資料館を利用させて頂き、最近も日帰りでハンセン病資料館に行ってきました。新しい図録があるかなあと思って行きましたが品切れでした。展示自体は写真撮影ができないことが多いので、図録はぜひとも置いて欲しいなあと思いました。資料の公開閲覧についてですが、各療養所が出しておられる雑誌が検索できます。それより私自身が気になっているのは外島保養院の問題で資料を収集した時に邑久光明園自治会に大変お世話になり、自治会に大変貴重な資料があることを知りました。そして各療養所自治会がたくさんの資料、そして大変貴重な資料を持っておられることに気づきました。その時にハンセン病資料館がそれらの資料を整理されていることが分かったんです。それらは個別の療養所で保存をされているのでしょうけど、おそらくもうされているかと思いますが、全体で系統的に把握しておいて欲しいと思いました。全体を把握すると各療養所自治会の資料から見えてくる各療養所の関係性というか、自治会同士の関係性も見えてくると思います。現地で保存するのは原則ですが、療養所で保存しつつ相対的に俯瞰《ふかん》的に把握していって頂きたいと思います。そして、さまざまな研究に供していって頂きたい。いろんな研究者にその資料を研究に供していくことによってまたその資料に対する新たな見方とか新たな意味付けというのが加わってきますので、それが資料館の展示をさらに豊かにするということに繋がってくると思います。資料を大切にしながらも、そこはお願いできたらと思います。

最後は、マイノリティがマイノリティの課題を語るのも大事なんですけど、マジョリティがマイノリティの課題を語るということもとても大事です。マイノリティの課題を解決する大きな鍵はマジョリティが握っていますので、そういう意味ではこの課題を解決する主体者であるという自覚を持った語り方、展示の仕方もあるのではないかと考えます。また、マイノリティ、マジョリティを言いすぎると分断に繋がりますので、私にも関係ある視点、私もハンセン病問題の関係者であると思わせる工夫が必要になるということをあらためて申し上げさせて頂いて、私の話を終わらせて頂きます。

遠藤　有難うございました。休憩に入る前に、いま宮前さんが言われた論点を繰り返させて頂きますと、ハンセン病資料館は二〇〇七年にリニューアルした時にすでに厚労省の圧力があったという話があるんですね。圧力はなかったという話もありますので検証は必要ですが、この経過については、その後、どのようなことが展開したかというと、圧力が来ないように資料館の組織決定の在り方、外部圧力を防いで自分たちがどうやって自主的に資料館運営をしていくかという担保の問題が残るはずですけれど、この議論はされなかったと私は推察しています。また資料館は二〇〇七年の常設展示以来、大きな常設展示のリニューアルはしていないんですね。いま大阪の人権博物館のお話をお聞きすると、リバティおおさかではリニューアルを計画的に繰り返してきたとのことです。資料館の中では、このリニューアルが計画として存在できていなかったんではないか。だから、二〇〇七年の経験が次に活かされることもないままになっているのではないでしょうか。ミッションを実現するためには、ミッションということを語るだけで常設展示と特別展示、企画展の関係とかの関係ができるのかというとそう簡単ではない。たしかに当事者のための資料館だというミッションは確認できても、そのことをどうやって自分たちの中に血肉化していって資料館がそのミッションを担えるようにできるのかという問題がこれから議論されるべきだと思います。ここで一〇分休憩を頂いて、後半はこの辺りの議論を具体的に展開していきたいと思います。

（休憩）

遠藤　それでは再開させて頂きます。先ほどのお話の続きですけれどもミッションをどうやって実現していくかということですが、君塚先生の資料の六ページに詳しく書いて頂いてあるのですが、国立ハンセン病資料館のホームページに国立ハンセン病資料館の機能というのは七つあるんですね。「教育啓発機能」と「展示機能」と「収集・保存機能」と「調査研究機能」、それから「情報センター機能」「管理サービス機能」「企画調整機能」という七つの機能から成り立っています。教育啓発機能と展示機能が最重要機能として位置付けられています。この機能のところを詳しくホームページで見ると、資料の収集保存や調査研究活動等によって得られた成果を教育啓発として一般に示す。展示のほうも、資料収集保存し調査研究活動等によって得られた成果を展示して公開すると書かれておりまして、じつは二つの機能の説明文を読みますと、資料収集保存と調査研究活動の成果によって支えられる必要があるということがよくわかります。こうした活動が具体的にどのように行われているかということ、それから宮前さんがおっしゃったように常設展と特別展との関係、調査研究というのがきちんと動いて展示や公開という資料説明に繋がっていく。このサイクルがうまく繋がっていかないとこの大事な役割は果たせないと思いますが、この点について、資料館がうまく機能していくためにはどのようなことが大事なのか、君塚先生、一言お願い致します。

君塚　いま、遠藤先生からお話がありましたが、『年報』には、ミッションを達成するためにどういうことをしなければいけないかが書かれています。おっしゃるように資料の収集保存があって、博物館では「もの」を研究し、その中には文献資料も入るのですが、その成果を展示や教育啓発活動などを通して広めていくということが主な趣旨だと思うのですね。

調査研究の中には、先ほど宮前先生の話の中にも出てきたように、人権博物館として、啓発や教育プログラム開発に関する研究ということも含まれると思います。資料館はそのような活動の拠点であって欲しい。展示手法もいろいろなことを試みてよいと思うのです。展示内容を全て理解するということは、そのままでは難易度が高い。キャプションを読んで、展示資料を理解しようとするのですが、であれば、資料や「もの」から何かを引き出すということが大切なのです。しかし、私たちは「もの」から学ぶという教育をあまり受けてきていませんから、そのあたりの研究も大切です。人権博物館であるリバティおおさかが、以前、どのようにすれば当事者意識を持ってもらえるか、という研究をされたように、それもやはり資料館が行うべき研究なのだということを認識していくことが必要であると思います。

遠藤　資料館について少し勉強してみると、資料館の研究活動が資料館の中に留まり過ぎていて、資料館の外の研究者との研究交流が不足しているように思います。さまざまな外部研究者との研鑽《けんさん》や交流が盛んになり、外部からの意見も取り入れることによって資料館の研究の質も深まり、その結果、展示内容もよくなるという、いい意味でのサイクルが作られていく必要があるのではないか、現状ではそれが足りないのではないかという気がするんですね。もっと外に対してオープンにしていく必要があるのではないかと思います。ここまでの議論で藤崎さん、金城さん、資料館のミッションについて、自分たちの思いを実現してもらう立場で今までの議論について何かご意見がありましたらお願いします。

藤崎　はっきり言って、僕らのレベルではあまり議論がかみ合うとは思えないんです。我々は常に厚労省と対峙する時に問題になるのは、やっぱり学芸員の方々はいろんな調査研究をするにしてもですね、単年度でできるものは少ないと思うんですね。ここが超えられない部分なんですね。学芸員を単年度でしか雇用できない現状を何とかできないのかということをずっと言っているんですけれど、なかなかできない。雇う側が単年度入札で落札して契約するものですから当然、資格や専門性もあるから続いて雇って欲しいということを言っていますが、長年の研究が続けられるという身分保障がない。ここが大きな問題です。少なくとも五年スパンでと私は思いますけれど、そういう意味では受託団体を法人にすれば楽ではないかなあと思っています。

遠藤　いま藤崎さんのおっしゃったことはとても大事なことで、先ほど申し上げたように外部の圧力がないように独立してきちんと仕事ができることが、全療協も含めた当事者の人々を支える仕組み作りをしておかないと学芸員も課題を担うことはできないわけですから、現状のように一年契約で身分保障がないというのでは学芸員の立場が不安定になっているというご指摘はその通りだと思います。また学芸員の皆さんもそうした不安は感じ続けているはずだと思います。また独立して自分たちの研究がうまく支えられる仕組みもしっかりと作っていかないといけない問題です。もう一つ取り上げたい課題があるのですが、その前に一〇分間くらい会場から質問とかご意見があればお受けしたいと思いますがいかがでしょうか。

内田博文　有難うございました。非常に参考になりました。当事者の方々の思いと学芸員の方々の立場について、どう関係を整理するかという一つの大きな課題だろうと思います。当事者の方々の思い、いろんな「もの」を苦労して集められたその思いをどう伝えるか。伝えるということがなければ思いはそのままになってしまう。思いを伝えるというのが博物館の仕事であり、学芸員の方々の仕事になっている。それで君塚さんがおっしゃったようにいろいろな機能があり、やるんだけど、どういう形で実現するための工夫をしているのか、検証というのか、評価するか見直しが大事だと思います。やりっぱなしで何をしているのかわからないよというのでは、やっている意味がない。評価というのは個々の学芸員の個人評価をするのではなく、博物館全体としてどういう機能を果たしているのか、果たし切れていないのか、絶えず評価していくことによってステップアップをしていく、当事者の方々の思いをより実現していくようにしていく実践が大事だろうと。そういう観点からみた時、過去を過去として展示するとか、過去を過去として語るというんじゃなくて、現在との関係において過去をどう見るのか、それを未来にどう生かしていくのかという形で、絶えず現在との関係で当事者の方々の思いをどうしたいのかということが必要だろうと思います。その意味では工夫ということが必要でしょうから、学芸員の方々のパワーだけではできるか？　必ずしもできない部分もあって、絶えず研修するとかいろんな形で外部機関との連携を図るということによって、学芸員の方とかのステップアップを図っていくことが必要です。そのような研修体制ができているのかということとか、外部の方々との連携はできているのか、現状の教育はこうなってますよ、今の子どもたちはこうなっていますよという情報としてご理解された上で作業していく必要があると思います。一般的には開かれた博物館という言い方をするんですけど、そういうことが必要になるんではないかという形で、その線を繋ぐというところをもう少し掘り下げていって今後に生かして頂ければ、博物館の機能が上がってくるんではないかなという気がします。私は動物園が好きでよく動物園に行くんですが、最近、動物園って人間が動物を見る場ではなくて、動物に人間がどう見られているかを学ぶ場だっていう言い方をするんですね。資料館というのも、我々がハンセン病回復者の方の教訓からどう学ぶか、そういう場だろうと思うんです。そういう形で線をつないでいくっていうことが必要かなと感じました。

会場発言者　非常に参考になりました。私はハンセン病資料館を利用している者としてお話させてくださ い。月に一、二回程度の利用ですけど、数年前からお伺いしています。ここ一年半くらいの資料館の変化はすさまじいものを感じております。それはなぜかというと、藤崎さんが出してくださった資料の中に、二〇一八年一一月二三日に邑久長島大橋架橋三〇周年イベントというのがありました。映像ホールには一五〇人の定員に二〇〇人を超える人々が入ってお断りするぐらいものすごく私も初めて見る状況でした。その時に島比呂志さんのことの取り上げ方が、一粒で二度おいしいのようなものでした。今までそういうことってなかったんですよね。先ほど君塚先生が伝えてなんぼとおっしゃいましたけれども、ハンセン病のことは足を運ぶということはもちろん大事なんですけれども、ハンセン病のことをまったくご存じない方にどう足を運んでもらうか、これからの資料館の役割のひとつなので、いろんなアプローチから人を呼び込んで、音楽あり、また小学生が来てもそのご両親にも知って頂くこと、また資料館があるということを知ってもらうことから、それがきっかけになって来て下さる方はいると思います。また、今はフェイスブックやツイッターなど利用されていて、これは時代ニーズにあったアナウンスだと思いますので、こういう資料館問題を考えるなかで今までせっかく出てきている企画を止めてしまうことのないようにお考えになって頂ければと一利用者として願います。そしてどんな世代であってもどんな深い学びがあるなしに関わらず、足を運ぶとどんな方たちのニーズにも応えられる資料館のお手本になって頂けると学ばせて頂いている人間としてはありがたいと思っておりますのでよろしくお願いします。

和泉眞藏　ハンセン病研究センターにいた時に、資料館から医学的な展示をして欲しいという要望があって、正しい医学的な知識を写真で展示したんですね。これに対して、生きたハンセン病の症状を展示したらだめだ、撤去して欲しいということが起きたので、私は非常に軽くてほとんど目立たないものだけを展示するという正しくない展示はできないと言って、その展示は全部撤去したということがありました。もう一つは、私が非常に重要だと思うことを伝えたいんですね。ハンセン病資料館の中で驚くべき間違った資料が来館者に配られているということがあったんです。国賠訴訟があったあとで、資料館がどんな資料を配っていたと思いますか？「治療中の人であってもハンセン病の患者に子どもを抱かしてはいけない」という資料を資料館が配っていたんです。これは本当にびっくりしました。そんな間違った資料を配って国民に間違った知識を与えるんだったら啓発にならないし、むしろ有害無益という感じがしたんですね。大切なことは正しい医学的知識に基づくことであって、光田健輔をはじめとして間違った知識がどんどん普及したためにこれだけの被害が出たという現実がありますから。医学的な間違った知識を普及することは非常に恐ろしいことなので、それを先頭に立って資料館がやられたらどうしようもないという感じがしたんですが。そういう事実をご存じない方が多いかもしれないので、あえて事実を話させて頂きました。

遠藤　三人の方の貴重なご意見を有難うございました。内田先生のお話を聞いて、私は資料館が刊行している「国立ハンセン病資料館研究紀要」の中身を充実させた方がいいと思っているのですけれど、皆さんがもっと紀要を手にとって頂いて読まれることもそのために大切だと思います。常設展と特別展の話をさせて頂いたのですが、たとえば一〇年後にはリニューアルすると決められていたらみんなそれに向かって動くと思うんですね。おそらく国立ハンセン病資料館は年限を切った形でリニューアル計画をもっていないと思うんですね。宮前先生から話をして頂いたように、大阪人権博物館は一〇年ごとにリニューアルをされて来ていましたよね。いま、展示に問題があったり改善点があれば次のリニューアルの際にはきちんと整備する。そんな計画が立てられていないために、漫然と言ったらお叱りを受けるかもしれませんが、相変わらず最初の展示が行われていて、ハンセン病問題は国賠訴訟のあと、次々と色々な出来事があり環境も変わっているのに、それになかなか対応ができない常設展示になっている。研究成果や企画展、特別展示が蓄積されて、それによって展示内容を充実するというサイクルが全体として廻っていることがとても大事だと思うんですね。大阪人権博物館の事例はそれによって学芸員同士の間での活発な議論も行われたとのことでしたから、資料館が活性化するためにも、そうした全体のサイクルがきちっとした形で運営される必要があるのではないかと思います。

次のテーマですけれども、最初にお話ししましたように、今、十三園すべてに何らかの形で博物館ができています。学芸員も全部そろっています。各地の博物館に派遣される学芸員の方たちの仕事の中身について、国立ハンセン病資料館が責任を持つべきものなんだと思いますが、残念ながらハンセン病資料館のミッションをしっかりと事前に研修していないケースがあるのではないかと思います。ハンセン病資料館というのは入所者の方たちが資料を集め、そして支援の方たちが支えて成り立っている博物館なんですけれども、そのことをご存じないと自治会との間でやっぱりトラブルだったり、支援者の方との間でトラブルになったりすることがあるんですね。

各地の博物館の学芸員の方の身分は日本財団の職員であるのですけれども、施設管理者の園との関係、自分たちの隔離の歴史を保存するという主体である自治会と学芸員との関係は各地の博物館でそれぞれの姿を持っていて、これから各地で博物館が自治会の資料を保存していく際に、自治会が機能を停止していく時期に誰が保存していくのかは、非常に大事な問題になるはずなんですね。ところがこの議論がきちんと組み立てられていないので、各地の博物館の目的、理念、また学芸員の方たちがどういう仕事を担うのかというきちんとした指針がないというのが現状なんですね。その点で、沖縄愛楽園は自治会がとても強く機能されて、自治会側に近い博物館をお持ちなので、なぜそういうことになったのか、その経緯を含めて金城さんからご説明頂きたいと思います。

金城　愛楽園の交流会館について、交流会館の名前は初め「社会交流会館」と言ってたんですけれど、「社会」が抜けている交流会館です。厚労省にも「社会」は抜きますと伝えてこの名称になりました。入所者の中にも園外のことを社会という人もいるんですが、私には療養所の中の者は社会の一員ではないのかという違和感があって、社会の中であるから区別をする必要はないということで「社会」を外しました。もちろん私の一存で外したのではなく、我々の運営委員会でも議論したし、資料館の企画運営委員会でも議論して外すことになったんです。

二〇〇一年の裁判判決で、復帰以前の被害実態がわからないというのがあったんですね。それで自分たちで被害の実態調査をしようということになって、聞き取り調査をしました。聞き取り調査をしたら、中身があまりにも深くて、これは証言集を作ろうということになりました。それで証言集を作ったんです。裁判の後ですから二〇〇二年から聞き取り調査を始めて、もちろんこれはボランティアの皆さんに聞き取り調査をして頂きました。聞き取り調査委員に登録した方が一三〇人くらいいましたから、そうした市民の皆さんに協力してもらったというのがあります。証言集ができたらまた欲が出て、その時には既に長島にも菊池にも資料館ができていたんですね。しかし、愛楽園には古い建物が残っていません。愛楽園では施設整備の一環としてやろうということで、やっと乗ったんですけど。私は愛楽園に入所する前には、建築設計の仕事をしていたので線を引くのは得意なんですね。自分の考えでこういうふうにしたいなあという基本図面を引いたんです。ただ、面積が大きすぎるとかいろんな理由をつけられて国から返されたんです。営繕専門官とやりあって、ちょっとは大きくしたんですけれど、私たちが思ったようにはできておりません。予算がどうのこうのと言われて、それでも最低限は確保しようということで、展示室と講話室と企画展示室と図書室ということで二階建ての建物になっております。一階は資料展示室と講話室ということになっていて。資料展示室も金がないということで、ボランティアのみなさんに頑張ってもらって。その他にも沖縄の島にはたくさんの博物館がありますから、そこの学芸員の皆さんにもご協力を頂いて、また戦争調査をしている人とかいろんな人がいたので、そうした皆さんにも入ってもらって作ってきたんです。もちろん、話が飛び飛びになりますが、裁判以降、自治会では地域との共生というテーマを掲げてやっているんですね。それまで閉鎖的だった愛楽園をどうにかオープンにしたいなあという思いがあって、地域に溶け込んで、地域の皆さんも園に来てもらおうということでやってきて、今ではそれが成功して私たちも地域にたくさんの知り合いができてきているんですけどね。周りの集落の人たちの行事や学校行事とかみんな参加しております。そこから住民たちも園内の行事にも参加してもらっていますので、地域の人々との関係性もよくなってきています。

交流会館は、月曜日と祝日以外は開館していこうということで学芸員一人とパートの人と二人でやっています。パートの人は障害者です。うちの学芸員には非常に難儀をさせております。企画展示室はテーマがあって「人権と平和」という二大テーマで展示をしております。外部からの展示もあるし、自らの展示もあるということで、いろんな展示をしています。全国の芸術家の平和をテーマにした展示も致しました。愛楽園での展示をしているところのデータがありますので、それを提供して再現してもらうということもしています。

また研究者には資料を提供して研究成果をフィードバックしてもらっています。そういったことでいろいろやっております。見学者たちも多く来ております。ひめゆりの資料館には負けますけれど、けっこう来てくださっていると思います。山原《やんばる》の田舎にありながら、交流館にたくさんの人も来ている。観光で来た人も立ち寄ってくれるというのもあります。交流館の企画というのでは、学校の先生方の研修もしています。いろんなことをやっているのですべて話しきれませんが、「人権」と「平和」という二大テーマを柱として運営していることで多分間違いはないだろうと思います。一九九〇年の聞き取り調査から始まって、いま唯一、仮展示しているのは歴史年表です。まだ完成していない。なぜ完成しないかというとですね。いろんな資料を調べてきて項目が増えて収めきれなくなっている。どう収めようか、映像で見せようかどうしようかということを考えています。もちろん今も映像で見せたり、音を出したり、実際映像装置がありますね、そういうものを使いながら展示をしているんです。さきほどのお話にあったように、壁にへばりついてるパネルだけではなくて、音と動画で見せていくとかいろいろ工夫しながらやっています。でも基本は聞き取り調査を下にして展示をしております。コーナーごとにシンボルカラーが違っていて、防空壕とか説明板をつけてシンボルカラーとの連携性を持たそうということでやっております。展示室と外の関係性を持たそうということでやっています。そういうことで何とか市民の皆さんと共同で作業をしたというところです。

遠藤　いま金城さんは当たり前のことのように話されましたが、じつは沖縄愛楽園の博物館は画期的なんですね。自治会が資料をずっと集めて何とか資料を生かして資料館を作りたいと思われて、企画が自治会を中心に行われている。学芸員は日本財団の学芸員でありますけれど、この活動に取り組まれた支援者の方たちの中から選ばれて学芸員になっているんです。療養所に博物館ができて、どうしたらいいんだろうと困っている自治会は多いんですが、内在的に要求して内在的に実現して、そして運営もほとんど自治会がやっていて園の干渉を許していない、そうした画期的な博物館を作られたんです。全国の博物館に魂を入れるためにはどういうことが大切か、金城さんもう一言頂けますか。

金城　一三園それぞれ事情が違うと思います。作るときに愛楽園の園長は山内和雄園長だったんですが、その園長はかなりいいかげんで、自治会でやればいいんじゃないかと言われた。口は出さんでいいから金を出してくれって私も言ってたんですけどね。そういうことで自治会が中心だ、当事者が中心にならないと自分たちの思うような展示にはなっていかないと思いました。なかには業者に作ってもらっているところもあるでしょうけど、私のところは予算がなかった。業者に頼むと見栄えはかなりいいんですよ。色使いとかやはりプロですから。私の方は、何と言いましょうかすっきりしたものにしようというのがあったんで、ごちゃごちゃしたくないので証言と展示との色分けはしています。紙の質も違うし、文字のフォントも違うし、そういった細かいところ、読みやすさにこだわりました。まず小学生から見ることのできるもの、障害者が来てもその目線で見られるかということも気を遣ってやりました。障害者の方たちにも何人か来て頂いて車いすで回ってもらって意見を聞いたりとか、そういったことをやりましたし、展示は仮展示をして何度も修正を繰り返しました。やはり、任せっきりではなくて自治会も関与したほうがいいと私は思っています。

遠藤　資料館の年報を見ましたら、学芸員の位置づけは国立ハンセン病資料館の学芸員として存在していて、そこから出向しているという位置づけになっているんですね。ですから日本財団が雇用して日本財団が職員を直接各療養所に送るんではなくて、形式上は国立ハンセン病資料館の学芸員として採用された方を出向させるという手続きを取っています。何も知らずに研修も十分に受けずにただ一人、各地の博物館に赴任することになります。しかし、普通の博物館というのは先輩学芸員の方たちがいて、そういう先輩たちの仕事に学びながら学芸員は育っていくもので、学芸員という資格があれば学芸員の能力があるわけではありません。学芸員の資格を取ってから学びながら学芸員になるのですが、たった一人で療養所の歴史もほとんど知らないままに赴任されますから、そこの自治会とトラブルが生じて学芸員の方が精神的に苦労されて辞職されたというケースも起きています。これは単にその学芸員の方の責任ではなくて、せっかく一三園で動かそうとしている各地の博物館をただの器としないために、やらなければならないことがあると思います。療養所の博物館の学芸員はミッションを実現するためにどういう役割を果たすのかということについて全療協にもフォローアップして頂きたいのですが、藤崎さん何かご意見はありますか。

藤崎　今はそこに口出しをするとか踏み込んだ発言とか取り組みはしていないんですね。ですが、今いろいろ聞くと我々の対応は不十分だったという反省を込めて、今後に向かって言えば、ここのところ道筋が違ってきているなあと思うのは、本来、私は資料館から派遣された地域の交流会館なり歴史館の学芸員だという意識を持っていて何かあったら資料館に言えばいいんだと思っていた。しかし、そういうわけにはいかない。日本財団がいる。一番いい例が去年（二〇一八年）の宮古南静園の学芸員の問題でしょ。学芸員が病気になった。かといって財団から様子を見に来る者もいない。仕事のできる状況にないから労災を申請したところ、財団からそれは止めてくれとなったんでしょう。そういう状況になったら本来の形であったら、資料館から派遣される学芸員でなければだめだというふうに思います。

遠藤　各地の博物館は本当に大事な機能を果たすと思います。すでに議論する時間がないのですが、アーカイブズ機能が大事だと思うからです。アーカイブズというのはその場所にあって初めて生きるというものなんですね。これからますます自治会活動が厳しくなってきますと、自治会の中に相当貴重な資料が残っているんですね。その資料はその場所の資料館に残さなければだめですよね。私がよく存じあげている菊池恵楓園には公立療養所として開園以来の入所者の方々の医療カルテが保存されてあるんです。これをどうやって保存するかを野上玲子副園長が中心になって考えておられるんです。通常、これらの公文書は法律上、公文書館に預けるか消去しないといけないことになっているんです。各地の資料館はいずれそういうアーカイブズも収めないといけなくなる可能性があるんですが、法律上の制約のあるなかでこれらのアーカイブズをどうやって保存していくのか。これは療養所の永続化の問題とも関係しているんですけど、喫緊の課題でもあります。各地の資料をどうやって残すのかということについて研究し、議論していかないといけませんが、日本財団の人たちの中だけで議論しても解決する問題ではない。

藤崎　たしかにいろんな各層の人に関わってもらって議論するのは大事ですが、いま問題になっている資料展示の問題、これは成田稔先生が私一人でやっていくとおっしゃいましたんで、これはちょっとまずいので、統一交渉団として資料展示についてはいろんな人から意見を聞くということで委員会を作ろうと働きかけようとしています。いろんな人の意見を聞いて一緒にやらないとだめだと思いますし、今年は実現していかないとだめだなあと思っています。

遠藤　ここでまでの議論は資料館問題にとってのまだ序の口の議論です。しかし、こうした論点を基礎から積み上げて交通整理をしながら継続して、きちんと議論の成果を出さなければならない問題だと思います。最初にもお話しましたように、他のハンセン病問題と同様に資料館問題にとっても議論できる時間は迫られておりますので、ご紹介した佐川さんの言葉にもあったとおり当事者の方たちが亡くなられていかれても、ハンセン病の負の歴史の教訓を未来にも残していくという当事者の思いを引き継ぐというこの資料館のミッションがさまざまな形での干渉を受けずに最後まで全うできる資料館としての在り方をしっかりと保証していく、そういうものとして残さないと意味がないと思います。

今後ともこの議論は、機会をみてさらに深めたいと思います。まだまだ議論の場所、時間はあると私自身は思っておりますので、またそうした機会を持つことができましたら、皆様にぜひご参加頂きたいと存じます。時間のこともあってなかなか思うように進まなかったかもしれません。皆さんのご期待に添えるような議論にならなかったかもしれませんが、本日の議論はここで終わりとさせて頂きます。有難うございました。

ハンセン病市民学会第15回総会・交流集会in八重山・宮古

●対談者
徳田靖之　ハンセン病国賠訴訟西日本弁護団
森川恭剛　琉球大学人文社会学部教員

●司会
訓覇　浩　ハンセン病市民学会事務局長

訓覇浩　いよいよ第一五回の市民学会交流集会も最後のプログラムというところにきました。今からまとめの全体会を始めさせていただきます。この大会は去年の第一四回、那覇・名護集会、今回の第一五回、八重山・宮古集会となっていますけれども、一連の集会であるという位置付けで、共通のテーマをもって進めてまいりました。皆様も去年出ていただいた方はご記憶にあると思いますけれども、去年の全体会の第一部は、今日も前に出ていただいております徳田先生と森川先生の対談からスタートしました。そして、さまざまなプログラムやいろいろな行事を通して、今日その出口というところにいよいよ来たということでございます。今から一時間ほどですけれども、徳田先生と森川先生に対談という形でこの集会の最後の部分をまとめていただきたいと思います。徳田先生よろしくお願いいたします。

徳田靖之　それでは最後の全体会ということで、私と森川さんとの対談形式で、この二年間を振り返ってみたいと思います。最初にお断りしておきたいのは、去年も今年も、森川さんも私も大会全体を通じて参加はしているんですが、分科会については全部を把握しているわけではありません。特に今日の分科会、私も森川さんも分科会Aに参加して、資料館問題についてはに参加しておりません。ですから細かい点においてこの二年間を振り返るという形にはなりにくいと思います。そこはお許しいただきたいと思いますし、全体を振り返ってみても森川さんと私の個人的な感想を含めた総括になるということもお許しいただきたいと思います。

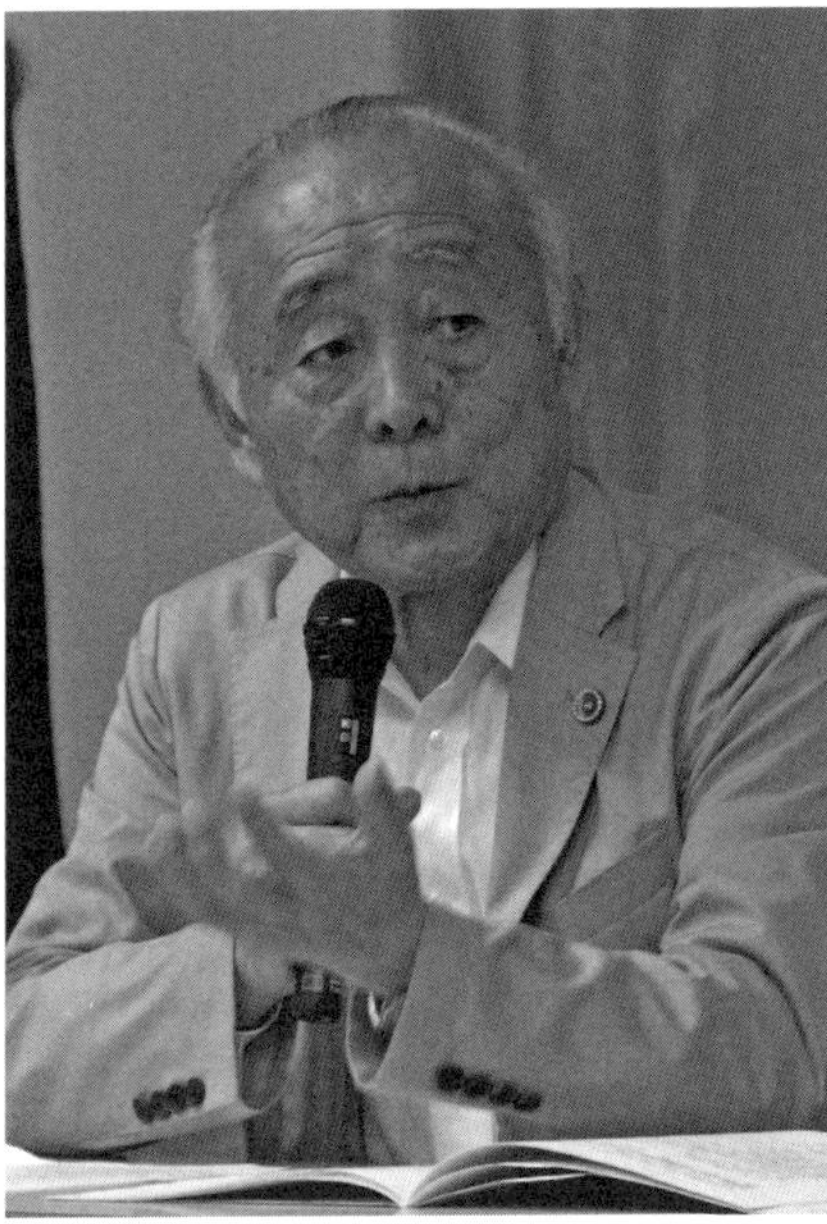

まずは私から沖縄において二年連続でハンセン病市民学会の交流集会を開いたことの意味について少し振り返ってみたいと思います。きっかけになりましたのは、私たち弁護士がハンセン病家族訴訟に着手してから、沖縄におけるハンセン病問題というものが、日本のハンセン病問題を象徴的に表していると感じたことでした。それは原告の四〇%、当初五六八人でしたが、そのうち二五〇人が沖縄在住の方であり、中でも八六人は八重山、宮古におられる方であるという、この数の集中ですね。昨日の全体会の中でも明らかになりましたが、退所者の方、療養所に入らなかった非入所者の方、日本全国で一一〇〇人余ですけれども、その半数の五〇〇人はこの沖縄におられるわけです。そういう意味で、日本のハンセン病問題というのは、まず数において沖縄に集中している。その上で私たちが家族訴訟の聞き取りの過程で実感したのは、沖縄におけるハンセン病への差別偏見は非常に深刻な形で現存しているということだったわけです。

そうなりますと、そうした問題を解決するにあたって一年間、といっても年一回ですけれども、このハンセン病市民学会を二〇一一年に沖縄で開き、そして七年後になってまた開くという形になって、本当に沖縄におけるハンセン病問題に向き合えるのかどうか、ということを私なりに考えたわけです。特に八重山、宮古におけるハンセン病問題というものは、沖縄におけるハンセン病問題を集中的に反映している地域であると考えましたので、八重山や宮古にじっくりと腰を据えてハンセン病問題を考える機会になればという、そういう願いを込めて二年連続でこの沖縄の地で開催するということにしたわけです。その意味で森川さんから話していただきたいのですが、昨年のテーマをどういう理由で設定したのかということについて、改めてお話しいただけますか。

森川恭剛　森川です。よろしくお願いします。昨年は、全体会は基地問題とハンセン病問題を並べて考えることにしました。四つの分科会につきましては資料館問題、退所者の問題、それから家族訴訟、もう一つが療養所の自治会の自治をどう守るか、というテーマを設定しています。今年も基本的には同じようなテーマが取り上げられていました。その中で、昨年は「ゆんたく会議」の形で、療養所の自治会について考える際、優生手術のことを一緒に考えました。これは八年前の第七回大会にさかのぼる企画ですが、その時には金城幸子さん、北海道の薬害ＨＩＶ被害者の方、それから身体障害の方、精神障害の方とシンポジウムをして一緒に差別に立ち向かっていこうということを企画しました。その後、実際に沖縄の障害者運動の人たちが愛楽園のこれまでの自治会運動、患者の権利闘争に学ぶという姿勢で愛楽園と交流を持つようになりました。その中で、障害者の権利条例を作るといった運動を展開してきました。

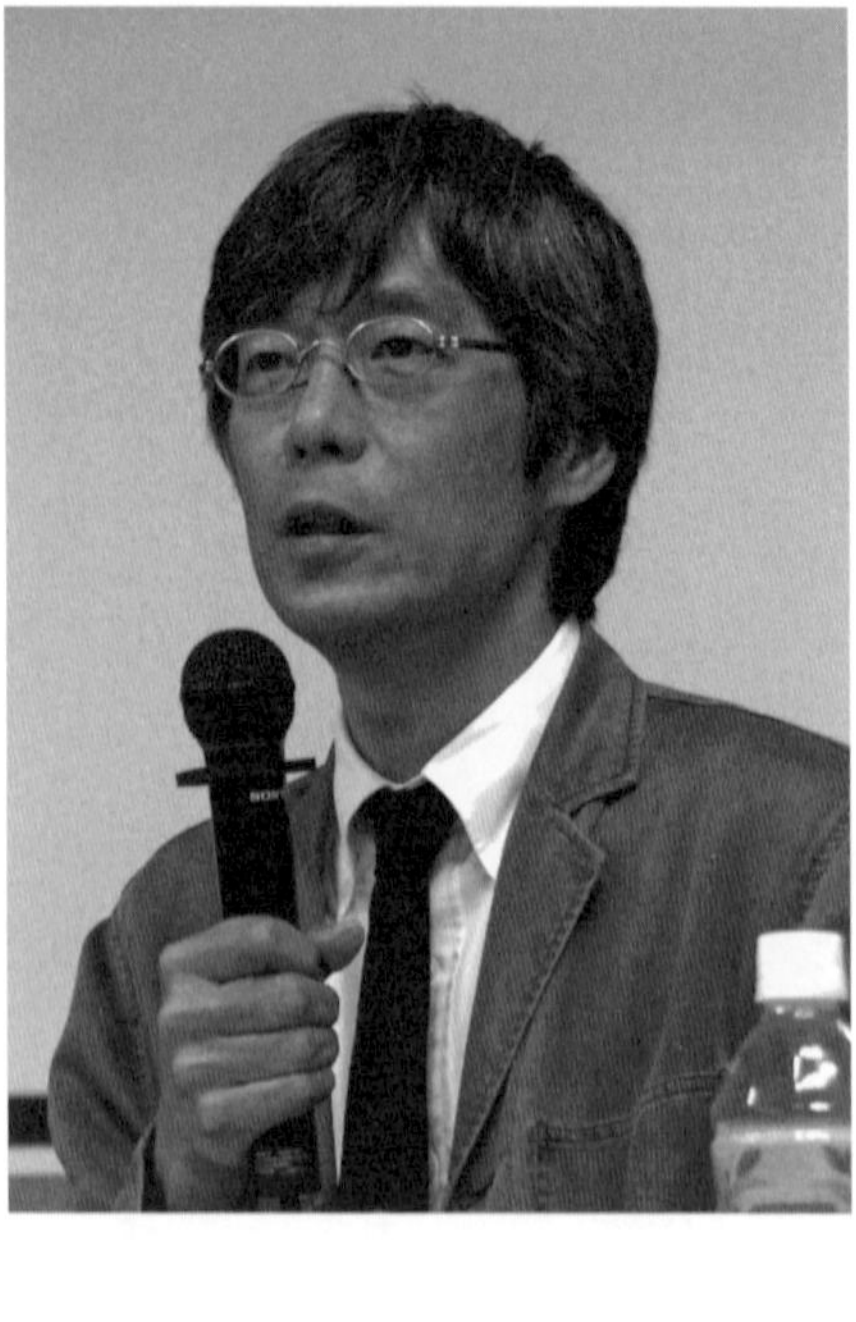

こうした経験がありましたので、優生手術の被害を受けたという共通の過去にもう一度フォーカスして、そしてハンセン病療養所の自治会が抱える問題は高齢化ですので、障害者運動に取り組んでいる人たち若者

たちが療養所の自治会をこれからどう支えていくことができるのか、ハンセン病問題の直接の当事者ではないけれども、同じような被害を受けてきた者として、ハンセン病市民学会の場を借りて、療養所の自治を支援する活動にどう参加していくことができるのかを一緒に考えようとしました。

その意味では、今年の市民学会の開催期間中、昨日の当地の新聞でハンセン病も優生手術の一時金支給の対象であることが確認されたという報道があったことはとてもよいことですし、改めてハンセン病療養所における優生手術の問題を考えていく必要性も確認できたのではないかと思っているところです。

その上で、沖縄での開催ということで基地問題とハンセン病問題を一緒に考えていくための企画を持ちました。というのは、従来から沖縄でハンセン病問題に取り組んでおられる方々の中には、平和運動に携わっておられる方が多かったということが一番の大きな理由です。そして、私はハンセン病問題を人権問題として一番よく分かることのできる人たちが平和運動をやっていく人たちであってほしいし、そうであろうという手応えを感じていました。

なぜなら米軍基地を押しつけられている理不尽さと隔離政策の被害を受け続けてきた理不尽さ、これらは腹の底からの怒りとして分かち合えると考えていたからです。一年前の沖縄はオール沖縄で基地反対運動をやっていましたので、もちろん現在もそうですが、沖縄全体にハンセン病問題を知って理解してもらえるような機会を作りたいと思ったわけです。沖縄に来られる市民学会の会員の皆さまには、沖縄の抱えている基地問題を理解するよい機会になるだろうとも思いました。

もう一つの理由は、沖縄の基地問題を解決するために、ハンセン病違憲国賠訴訟やハンセン病問題のこれまでの法的な問題解決の取り組みを参考にしたかったということがあります。ハンセン病の違憲国賠訴訟は、差別が憲法違反であること、差別は違法だということを力強く理解させてくれる、そういう裁判でした。ですからそこで得られた知見、今まさに家族訴訟で深められている差別の違法性の考え方、これを沖縄における基地の押しつけという差別的な状況を解決するための法律論の一つの参考にしたいと考えたからでした。

徳田　去年の全体会の前半部分で森川さんと私が対談していく中で、私がすごく感じたのは、沖縄におけるハンセン病問題の歴史に学んで、ヤマトと沖縄の関係自体が浮き上がってきたなと。去年の全体会でもお話ししたことですけれども、例えば沖縄にはハンセン病問題を考える時に、屋部の焼き討ち事件ですとか、嵐山事件ですとか、非常にハンセン病の患者さんに対する周辺住民の対応が、いわゆる差別偏見という枠を越えて、いわば焼き討ちしてでも追い払うような、つまり療養所建設は間違っても許さない、そういう形で沖縄におけるハンセン病問題は推移してきた歴史的な背景みたいなものが浮かび上がったという感じがしたんですね。それが戦後の基地を沖縄に集中させてきてしまっている日本政府の沖縄の位置付けと非常に共通している。国策として。そういうことが、去年の全体会の中で明らかになったと感じているんですが、その点はどうでしょうか。

森川　国策によるということは法律に基づいて差別するということですけれども、アメリカ統治下の沖縄の基地問題では、米軍が土地を強奪しましたが、これを銃剣とブルドーザーによる土地収奪と呼んでいます。現在はどのように表現できるかというと、それは刑法と公有水面埋立法による基地の押しつけ、つまり現在は法的に基地が押しつけられているという状況があると思います。この点にハンセン病隔離政策と似ているところがあり、基地問題に則して言えば、建前は日米同盟の強化であるとか、沖縄の基地負担の軽減であるということですけれども、一方で日本国の防衛のために、また他方で沖縄のためにと言いながら、しかし実際には沖縄に基地が押しつけられます。これをハンセン病問題で言い換えると、一方でハンセン病の感染予防、つまり祖国浄化のため、そして他方で患者を救うためといいながら、しかし療養所の中で患者の権利を侵害していったのですから、同じような構造がみられると思います。しかし、それでも現代の沖縄差別というのは、ハンセン病差別のように実感できるものではないという見方もあるかと思います。確かに、日本の軍事要塞としての沖縄という捉え方がありますが、そういう軍事要塞として、沖縄が米軍基地や、あるいは宮古や八重山で今問題になっている自衛隊の基地を容認し、そして基地被害に耐えるならば、差別を免れうるという意味では、確かに差別は感じなくてもすむようにはなっているのです。しかし、このように基地被害に耐えることを消極的にでも容認するというのは、沖縄の平和を大切にしたいという思い、戦争経験を踏まえて平和を願うこと、これは沖縄の一つのアイデンティティーですので、これをちょっとへし折ってしまうことになってしまいます。

ここで屈してしまえば、これを理由にする差別というのは感じなくて本当にすむ。この比喩は分かりにくいと言われるかもしれませんが、私は沖縄があたかも一つの大きな療養所であると思うことがあります。療養所の中で人間らしさは回復されなければなりませんでした。しかし今の沖縄は、平和を大切にしたいというアイデンティティーがへし折られてしまうように歴史的に方向付けられている、そのように日本の中に今取り込まれようとしているのではないか、と思うことがあります。

三年後に沖縄は日本返還から五〇年を迎えます。このままではよくないという機運は今後高まっていくでしょう。それはあたかもハンセン病療養所が隔離施設のままでいいのか、第二のふるさとにしなければいけないのではないか、というように考えられて療養所が変化していこうとしている、それと同じようなことが、やはり沖縄でもこれからますます意識されていくのではないかと感じています。

徳田　私たちなりにこうした形でテーマを設定して議論していく中で、私たち沖縄外に住んでハンセン病問題に関与している、関心を持っている私たちが本当にハンセン病問題と共通の構造を持っているものとして、沖縄における基地の問題を自分の問題として考えるきっかけになってほしい。沖縄で基地の問題を闘っている方々に、沖縄におけるハンセン病問題がいかに深刻で現在も進行中であるのかということを、より具体的に把握してほしいという願いで去年はテーマ設定をして議論をしたわけです。全体会、分科会を通してそのような課題はある程度、参加していただいた皆さんに共通に認識していただけたのではないかなと思っているわけです。

ただ、そうしたテーマ設定でしたので、ハンセン病問題の全体状況の中で、今ハンセン病問題がどういう形で全国的に危機的な状況にあるかという全体状況を踏まえた上での議論が去年の場合には十分できなかった。その上で八重山、宮古における具体的な差別偏見の実情ということを去年の全体会の中では十分に明らかにできなかったのではないか、という反省を込めて、今年はまず一日目を石垣で八重山集会として行い、二日目、三日目をこの宮古で行うという形にさせていただいたわけです。多くの方が石垣市での八重山集会にご参加いただいたと思いますけれど、この集会の中でやはり明らかになったのは、八重山、宮古におけるハンセン病差別というのがいかに深刻なものであるのかということだったと私は思っているわけです。

その深刻な状況をまず明らかにしたということに意味があったのではないかと私は感じています。そして、それを何とかしなければいけないというそういう課題を私たちが自分の課題として認識する機会になったと、そういうことを認識させていただいたのは、やはり八重山出身の三人の方々が登壇して、それぞれの思いを、時にユーモアを交え本当に会場を沸かせるような形で皆さんと一体感を作り出していきながら、今までふるさとに帰って来られなかったという思い、ふるさと・八重山がどうなってほしいかという思いを強いメッセージとして出していただいたということではないかと思うわけです。

そうした中で象徴的な出来事だったのが、地元の石垣市が八重山集会を後援ではなく共催するということにしていただいたことでした。しかも、それは形式的な共催ではなくて、市長自身が総会、分科会に全部出席して、状況をつぶさに見ただけではなくて、懇親会にも最後までおられたということです。その、総会や懇親会での発言で、八重山におけるハンセン病差別がこれほど深刻なものであるということについて十分認識していなかったご自分を反省されて、地元行政の課題として八重山におけるハンセン病問題の解決のために取り組むということを約束した、ということが非常に大きかったのではないかと思います。もちろん、どうやってこれから差別偏見を克服していくかという具体案が示されたわけではありませんけれども、なんとかしなきゃいけないんだという、そういう危機意識を行政のトップと、参加した私たちが共有できたのは非常に大きかったのではないかなと私は思っています。森川さん、そのへんについてはいかがですか。

森川　今回は宮古、石垣と渡って移動が本当に大変だったと思いますけれど、二カ所で開催できたことはとてもよかったと思います。私は石垣では二〇年前の教え子に会うことができました。現在は高校の先生をしておられて、生徒たちを連れてきていましたが、学生時代に療養所に行ったことがきっかけで、そのときおにぎりをもらって食べたら喜んでくれた。「食べてくれるのね」と。これが印象に残ったそうです。それからハンセン病問題を考えるようになったと話してくれました。

他方で、私は時々路線バスに乗って南静園に来ますが、バスだと島の端の池間島まで行ってから一時間ぐらいかけてここに来ます。今朝は池間島でお年寄りの方が二人ぐらい乗りました。また島尻港で、大神島の方々でしょうか、お年寄りが三人乗りました。まったく話しておられる方言が理解できませんでした。でも、石垣島の話などを聞くと、啓発の対象はこの年齢層の方々からなのかもしれないと考えます。そうすると、私がいくら差別はだめですと理屈を述べても、これは通じるのだろうかと少し不安になりました。それにしても日本は単一言語の国ではないことを再認識させられましたし、ハンセン病の問題も地域密着で地元が主体となって訴えかけていき、地域の問題として解決していかければならないと感じました。

以上は前置きですが、宮古、八重山で退所者の問題を解決したいというのは長年の懸案事項でした。これも八年前の第七回にさかのぼりますが、その時も沖縄の退所者はたくさんおられるのに、皆さん今も苦労している、必要な医療さえ満足に受けられないで苦しんでいる、何とかしなければならないということでハンセン病市民学会でも取り上げました。しかし、その後、まったく状況は動きませんでした。石垣の宮良さんの言っていた通りです。

これではいけないと考えて、昨年の市民学会では、沖縄県が何を取り組むべきなのか、その課題を出し合いました。今年まで、さらに一年間がありましたので、この一年間で、私たちとしても沖縄県に働きかけて、どれだけのことを形にすることができるのか、というハードルを自分たちにも課しました。その後、県に対し、ハンセン病対策協議会を設置して、そこで当事者を交えて県のハンセン病問題に関する政策を充実させるための議論をしたいと要望を出しました。その回答はまだ得られていないのですが、今回、もう一度市民学会で取り上げられたことで、県としても私たちの要望を今一度受け止める機会になったような気がします。

徳田 その上で、もうほとんどの方が昨日の宮古での全体集会に参加されておられるので、今さらご説明するまでもないと思いますけれども、昨日の全体集会では、やはりハンセン病問題全体の状況、まさに時間の問題である、これは共同代表でもあり地元の実行委員長でもある知念さんの問題意識でもありますけれども、今ハンセン病問題は全体としてどういう状況であるかということを、共同代表である内田先生がまさに限られた時間の中で明らかにしてくださいました。そういったお話を伺いながら、自分たちハンセン病問題に関わろうとしている私たちがやらなければならない課題の大きさに正直、思わずため息をつくような思いで拝聴しておりました。特に強調しておられたのが、これまで私たちが明確に自覚できていなかった都道府県、市町村に対する働きかけの問題だったという感じがしています。全体会の中で一部と二部に分かれて議論をしたんですけれども、入所者あるいは療養所が抱えている状態の厳しさ、それから退所しておられる方や、その家族が置かれている状況の厳しさというものは参加した皆さんに十分に認識してもらえたのではないかと私は思っています。

特に私が印象深かったことを少しお話しします。第一は、県立宮古病院の院長のご発言ですね。県立病院として退所者の治療に取り組んでいきたいという、こういう問題が本当に具体的な形で提起されたというのは非常に大きな問題ではないかという感じがするわけです。これは実は宮古だけの問題ではありませんで、八重山の場合には南静園しかありません。ハンセン病専門医というのは八重山には一人もいらっしゃらないんですけれど、そういう専門医がいなくても、あの県立宮古病院方式で退所者の方々の医療や看護というのをフォローしていけるということは、もしできあがるのであれば、八重山に今住んでおられる退所者の方々の医療や看護体制はもう圧倒的に変わるのではないか。それをフォローするという意味で、会場から指定発言をされました日本ハンセン病学会理事長の石田さんは、自分たちはできる限りハンセン病専門医としてのノウハウや技術、そういったものを提供していくと、取り組むんだということを宣言しておられた。私は、これはすごいなと思ったんですけれど、大変なことだと思ったんです。理事長自らが宣言をされましたので、日本ハンセン病学会は体質が変わっていくんだろうなということを実感したというか、日本ハンセン病学会が先頭になっていろんな地域におけるハンセン病医療に取り組んでいくということができ上がっていくとすると、これは今回、この八重山、宮古で市民学会の全体集会をやった意味が非常に大きな形で実を結ぶことにつながるのではないかと思いました。私はそんな感想を持ったんですけれど、森川さんはどうですか。

森川　ハンセン病学会の理事長が言っていた言葉で非常に印象深かったのは、ハンセン病の診療に応じる医師をウェブサイトで掲載しているということでした。沖縄県内ではどうだろうとウェブサイトをのぞいてみました。すると、沖縄県には「ゆうな協会」という退所者や非入所者の支援機関である公益財団法人がありますが、その「ゆうな協会」の医師のことは残念ながら紹介されていなかった。私たちの沖縄県における退所者支援の改善すべき重要ポイントは、この既にある

「ゆうな協会」をより実効的なものにどう変えていくかです。今回、その方向性が鮮明になってきました。参加者の皆さんも同じ気持ちだと思います。

徳田　そのことの持っている意味ですけれど、さっきもお話ししたんですけども。日本の退所者の半数は沖縄に住んでいるという状況を考えると、昨日の全体集会で提起されているような方針が、もし沖縄で進んでいくような形ができれば、日本全体の解決の道筋が付くのではないかなと思います。ひとり沖縄だけの問題ではなくて、全国的な退所者に対する医療、これは大阪方式の報告がありましたけれど、医療や看護のあり方に大きな前進という形になるのではないかなと私は感じました。

　その上で入所者の置かれている状況ですね、各療養所で入所者の方の数が軒並み二桁、これが続いています。認知症と診断されている方の比率も三〇％を超えている状況もある中で、これまで入所者の方々の人権を支えてきた自治会活動が本当にやっていけないかもしれないという状況であるということが、非常に大切な形で提起されました。どうすればいいのかという明確な方針が具体化した訳ではありませんけれど、私は豊見山さんの悲痛な報告をお聞きしながら、やっぱり自治会活動のあり方もこれまでとは違った形で見直していく必要があるのではないかなという感じを強く持ったわけですね。南静園方式、自治会を連絡員が支えるという、入所者でない方々が自治会活動を具体的に支えていくという、そういう南静園方式を全療協の方でも認めていくというか、そういう形で自治会活動というものを継続していくことの必要性を昨日の全体会では提起していただいたのかなあと思っています。昨日は森会長を含め今、全療協を支えておられる邑久光明園や長島愛生園の自治会長さんも参加しておられましたので、ぜひそれをご検討いただきたいと思っております。森川さん、何かありますか。

森川　南静園の人権擁護委員会に私も参加しています。幸い自治会の豊見山さんや川満さんが様々な意見を述べてくださる。入所者の皆さんの意見があってこその人権擁護委員会で、それを後押しするのが役割ですが、その後押し、サポートは口で言うのは簡単ですがとても難しくて、その責任はとても重いと実感しています。というのも療養所のこと、入所者の皆さんの暮らしぶりなどをしっかりと認識していないと、せっかく述べて下さった意見の意味を十分に理解することができません。そして、その上で施設側に対しても意見を述べていかなければなりませんが、施設の置かれている状況も踏まえた上で、どうすれば入所者の意見に沿う療養所運営ができるのかは、日々、困難な課題だと思いながら、それでも取り組まなければいけないと思います。それを実感しています。

徳田　その他、全体会の中で、内田共同代表も問題提起しておられましたが、カミングアウトの問題、それからセルフスティグマの問題等を新しい課題として提起されていました。カミングアウトの問題にしろ、セルフスティグマの問題にしろ、どう背景を考え、それを克服していくためにどうすればいいのかは、これからみんなで議論を深めていかなければいけないなと改めて感じたところです。

今日は宮古南静園に舞台を移して分科会が開かれました。分科会は二つあり、一つは家族訴訟が明らかにしたもの、もう一つがハンセン病資料館の使命というものをどう考えるか。申し訳ありませんが、先ほどお話しした通り、私は分科会Aの方にしか参加しておりません。家族訴訟の分科会の中で一番中心的に議論されたのは、どうしてハンセン病に関する差別偏見、あるいは家族に対する差別偏見が今もなお深刻な形で続いているのか、その原因をどう考えるのか、ということを、この裁判の中で明らかにされた集合的意識の偏見という言葉をキーワードにして、みんなで話し合いをした。社会学的に非常に難しい概念を会場の皆さんと理解をしていくという過程でしたけれども、参加していた私が感じていたのは、なによりも家族原告の皆さんがどれほど苦難の人生を歩んできたのかということを、大勢の参加者の前で赤裸々に明らかにしてくださったということですね。そのことが、参加しておられた全員が、どうして今なお家族の一人一人がこんなに苦しまなければいけないのか、どうしてこんなにつらい思いをしながら今を生きていかなければいけないのかという自らの問いをどういうふうにして解決していけばいいのかという形で聞いていていただいた。その結果として、集合的意識の偏見、これを解消することなしには差別、偏見はなくならないんだという共通の理解に到達したのかなあ、という感じはしております。森川さんもずっと聞いておられましたが、感想はどうでしょう。

森川　家族訴訟に学んで基地問題を考えるというのが昨年からの課題ですので、今回は分科会Aに参加し勉強させていただきました。沖縄の観点からすると、二〇〇一年の判決ではアメリカ統治下の沖縄の被害の状況はよく分からないということでしたが、今回の家族訴訟ではそのあたりは家族の被害という形ではありますが、ハンセン病隔離政策による憲法違反の被害が引き起こされたことについて明らかにされたのかなという印象を受けました。

徳田　実は二〇〇一年の熊本地裁判決は、沖縄に対して誤った判断を示していたわけですね。どういう判断を示していたかというと、沖縄の場合は米軍施政権下で「ハンセン氏病予防法」という法律があって外来治療等が認められていたので、沖縄における被害は沖縄以外の本土の被害に比べて判決は「軽いのではないか」とは書いていないですけれども、必ずしも同じものとしてみることはできないということで、沖縄在住の原告の方の損害賠償額を減らしたんですね。今度の家族訴訟では、そこに我々なりの力点を置いて反論をしました。「ハンセン氏病予防法」というのは、二〇〇一年の熊本地裁判決が憲法違反とした一九六〇（昭和三五）年以降にできた法律なんです。つまり日本本土に適用されていた隔離法である「らい予防法」が憲法違反になったのは昭和三五年以降なんです。その後にできた法律でありながら隔離法なんです。だからこの「ハンセン氏病予防法」というのは、まさしく、もし当時日本国憲法が適用されていれば憲法違反の隔離法だと、この法律を退所規定があるという形で被害の認定にあたって本土の原告と差をつけるというのはおかしいという主張を家族訴訟では徹底的にやりました。森川さんの著書を全面的に使わせていただいたんですけど。国はそれに対して反論しないと、裁判の過程では反論らしい反論はしませんでしたので、今度の判決では米軍施政権下におけるハンセン病隔離政策の被害というのが、本土とまったく変わらないということになるのではと私は思っています。

森川　これを法的に判断するのは、沖縄にとって、とても意味があります。というのは、返還前の沖縄には憲法の適用がありませんでした。それはある意味で現在まで続いているという問題がありますが、それはさておき、ともかく返還前は憲法なき沖縄でした。しかし、ハンセン病の裁判では返還前の沖縄に憲法一三条違反の被害が生じており、憲法違反があったことを事実上認めることになると私は受け止めています。ハンセン病の裁判を通して、返還前の沖縄に憲法が遡及的に適用されるような方法論が引き出せないだろうかと個人的には考えています。そこで徳田先生にお尋ねしたいのは、例えば日本では「らい予防法」に無断外出罪の規定がありました。これで有罪判決を受けた方がいます。しかし、隔離政策が憲法違反ということであれば、この有罪判決は取り消されてよいのではないかと考えますが、どうお考えでしょうか。

徳田　少なくとも昭和三五年以降に「らい予防法」の外出禁止条項違反で有罪判決があった場合には、それは再審で崩されますね。それ以前の場合には、明確に判例はないわけですけれど憲法違反ということで再審が可能だろうと思います。今、私たちは特別法廷で裁かれた事件の全件の再審をやりたいと思っているんです。全部で九五件ほどありますけれど、すべてで再審請求ができればやりたいと思っているので、おっしゃるようなケースは再審可能だと思います。

森川　本土の「らい予防法」の無断外出罪の有罪判決の例を出しましたが、実は沖縄にも同じような罰則規定があって、その他にも療養所への無断立入罪がありました。この犯罪で入所者の家族の方が有罪判決を受けていることが記録を調べて確認できました。ですから、もし日本本土で有罪判決を取り消すべきであるというのであれば、沖縄でもその有罪判決は、実質的には憲法違反であるという理由で、取り消されるべきであると考えていて、もしそうであれば、同じように考えて、米軍統治下の沖縄における他の犯罪、例えば、米軍立法によって土地が奪われていくのに対して、その土地を守ろうとした人たちが基地立入罪で有罪判決を受けたような場合にも、憲法違反の判断が下せるかもしれません。今でもこれが難しいのですが、米軍統治下の沖縄で、それが言えたならば、現在の基地問題でも、その考え方が使えるかもしれません。これを今後の課題にしたいと思っています。

徳田　実は米軍の施政権下に日本国憲法が適用されるのかというのは非常に大きな問題で、それはまた森川さんに研究していただきたいと思います。

　話をしていると、あっという間に時間が経過してしまいました。今日、資料館の分科会に参加した方でどなたかこういう内容でしたというご報告をいただけますか。

内田博文　全療協の事務局長から、現在の資料館問題と全療協の立場から運営団体のご発言がありました。それから愛楽園の自治会長からも愛楽園の研究を踏まえて、展示内容についてありました。あと学芸員の定年とか、あるいは博物館問題について、詳しい有識者二人の方から博物館というのはどうあるべきかということをご経験を踏まえて、あるいはご知見を踏まえてご報告がありました。いずれも素晴らしい報告で、現在の資料館の抱えている問題、あるいは各療養所の交流館の抱える問題、そして、それをどういうふうに解決していくかを共通認識できたのではないかと思っています。今後それをどういうふうに生かしていくかということになるかと思います。

徳田　ありがとうございます。実は今年六月二一日に厚労省と私たちとの間で定期協議が開かれるのですが、そこで資料館問題というのはテーマの一つでして、資料館における展示内容を見直そうということで、厚労省に見直し検討会の設置を要求することになっています。ぜひ皆さんも、この資料館問題というのはハンセン病問題をこれからどう伝えていくのかという大きな問題にかかわることですので、今後、引き続き関心を持ち続けていただきたいと思います。

それでは時間がなくなりましたので、最後にこの二年間を振り返ってどういう感想を持ったのかということを森川さんと私で話して締めくくりにしたいと思います。

森川　昨年から一年がたちました。基地問題が一年後にどうなっているのかは、当時、まったく見通せなくて、同じような気持ちでは、とても今年を迎えられないのではないかという不安もありました。というのは、昨年一月の名護市長選では基地移設反対の現職候補が敗れました。翁長知事もまだ五月の段階では埋立承認の撤回をしていませんでした。その翁長知事が八月に急逝されました。しかしその後、副知事が埋立承認を撤回し、県知事選で玉城デニーさんが当選しました。今年二月の県民投票でも新基地建設反対の意見が多数を占めました。しかし、基地建設が強行されている現状は変わっておりません。現状が変わっていない中で、ただ状況が大きく動き、懸命に反対運動が続けられてきた、という一年であったように思います。それは言い換えると、私としては、平和運動に取り組む皆さんにハンセン病問題をじっくり考えてもらいたいと考えていましたが、なかなかそのような余裕はなかったということです。

しかしながら、これは私の研究上の見解ですが、平和と平等は切り離して追求するものではないと考えています。そして平等とは何か、つまり差別問題に取り組む場合に何を目標にするのかといえば、それは差別からの自由だという考え方もありますが、私からすれば、それは平等を追求することに他なりません。そして平等というのは、一般的には財産の平等、つまり同じぐらいのものを持つことだと考えられてはいますが、今日の福岡先生のお話で、偏見を解消するためにはどうすればいいのかをお聞きしても、平等とは同時一緒に同じ行為をしたときに同じように楽しめるということ、また、同時一緒に同じように苦しみを分かち合うことで、同じような経験を積み重ねること。そのようにして、結局、同じように共に歩むことによって人間関係は等しくできること。これが平等の最も基本的な考え方であると私は考えています。この平等な関係が壊されてしまうのが戦争です。同時一緒に行為して分かち合おうとすることと、力に訴えて相手を負かそうとすることは、まったく相いれません。ですから、私は平和と平等は一緒に追求していくものであると考えていますし、ハンセン病問題や差別問題の解決に向けて取り組む場合にも、それは意識してよいことであると感じています。

徳田　どうもありがとうございました。時間が来ましたので私の感想を少し述べて終わりにしたいと思います。私はこの二年間、沖縄でハンセン病市民学会の総会・交流集会を開いたことで、第一に学んだのは、沖縄におけるハンセン病問題の解決なくして日本のハンセン病問題の解決はありえないということでした。そのことを本当に実感することができました。そういう意味においては、これはまた弁護団の仲間からまた言い過ぎだと叱られるかもしれませんけど、六月二八日の勝訴判決が見事な判決であった場合の第二次提訴は可能であれば那覇地裁に起こしたい、と思っています。「弁士中止」という声が聞こえてきそうですけど。

二つ目に学んだのはですね、やはり私たちはハンセン病の問題を自分の課題、自分の問題としてどう捉えていくのかということを考え続けてきましたよね。私はこの二年間を通して沖縄の問題を私の課題として考えてこなかった自分を見つめ直すことができたと思っています。

この二年間、名護の皆さん、それから八重山、宮古の皆さん、本当にご苦労いただきましたけれども、素晴らしい市民学会全体集会、交流会を二年続けて開いていただいたことに改めて感謝して終わりの全体会としたいと思います。ご参加いただいた皆さん、参加して良かったと思われましたでしょうか（拍手）。ありがとうございます。これで終わりにしたいと思います。

書評

志村康著・北岡秀郎編集・構成『「人間回復」〜ハンセン病を生きる』（花伝社、二〇二二年）

遠藤　隆久

はじめに

誰に対しても謙虚で傲慢さを失わないし、実直でその言葉には嘘やはったりもない。含蓄を含んだ独特のブラックジョークにみんなは感心しながら思わず笑いを誘われる。しかし、著者の志村康さんの思慮深さは哲人の如きであって、ひとたびまなじりを決して語り出すときの舌鋒は寸鉄人を刺すように鋭い。

身近にいるせいだろうか？　それとも私の語彙力があまりにも足りないせいだろうか？　こうした志村像は思い浮かんでも、志村康さんをひと言で言い表す言葉がなかなかみつからない。

誰が志村康という人柄を作り出したのか、これに答えることだけは可能である。療養所が、もっと大上段に言えば日本の隔離政策が、自らの過ちを写す鏡のように、証言する人物を必要としたのだ。療養所という閉じられた世界は、借り物ではなく自らの頭で考え自らの言葉をもつ人々を限りなく育ててきた。そのようにして生み育てられてきた傑出した人々が無念の思いを抱きながら刀折れ矢尽きるなかで、九死に一生を得る病気を何度も経験をしながら、日本の隔離政策の誤りを訴え続ける役割を担う走者として、志村さんの命は志村さん一人のものではなく生き続けることを運命づけられている。そして、志村さんの弔い合戦は終わりのない闘いだから残念ながら休息のいとまは与えられていない。

それでいいのかと自らに問い続けながら、私は皆さんが本書を手にとって志村さんの生き方に向き合う助けになることを願ってこの書評と取り組むばかりである。

第1章　私の弔い合戦

本章は第一回口頭弁論期日における原告意見陳述の

場面等について完璧を期すため志村さんが書き足したことを除けば、山下峰幸氏が私家版として編まれ、いまでは誰もが手にできない貴重な『私の弔い合戦』を再録されたものである。山下氏のあとがきによれば、一九九七年の七月に初めて志村さんを菊池恵楓園に訪ねたのは、長島愛生園で出会った人々の死に遭遇し続け、その年の三月に生死を彷徨う病から立ち戻って来た志村さんに、何としても生きている間に一度だけでも会っておきたいと居ても立ってもいられない思いに駆られて足を運んだのが理由だとある。しかし、志村さんはその翌年一九九八年七月三一日に「無念の思いで亡くなった仲間の弔い合戦」をするために国賠請求訴訟に立ち上がった。そのひと月後に山下氏は再び志村さんを訪ね、聞き取りをしたという。

その聞き取りの記録を山下氏が『私の弔い合戦』と題したのは、志村さんの自らが生き残った使命をこの訴訟に求めたことを聴きとったからに違いない。『私の弔い合戦』のさらなる貴重さは、いかにしてこの国のハンセン病隔離政策が哲人にして鉄人である今日の志村康を作り上げたかというその足跡を、その自由闊達な語り口を生き生きと余すところなく表した山下氏の凄腕の労作であるところにある。以下、勝手に小題をつけることをお許し頂きながら本章を辿っていくことにしたい。

志村少年の入所

旧制中学の生物の授業で「レプラになったら瀬戸の小島に収容される」と聞かされていた一五歳の志村少年は、発病が分かった時に生き長らえる意義を見出せず自殺をすることまで考えていたという。しかし、昭和二三年三月に菊池恵楓園の受付で入所を断られるという体験をする。それでも何とか入所を果たした志村少年は、その体験を「強制収容しないといけないような強烈な伝染病で、断種までする。そして、家は消毒される。ところが、そういう患者が自ら『入ります』と言って来たのに（略）そんな馬鹿な、何か間違っている。何だろう、これはますます得体が知れない何か……不可思議なそういう思いがありました。」と語る。この体験は志村さんがしばしば話されることではあるが、聡明な少年が日本のハンセン病政策の鵺のような得体の知れない姿を入所時にすでに感じとっていたということに驚きを禁じ得ない。

またその語り口を通して伝わる志村さんの初体験する療養所の酷さは、研究者が著わした類書の及ばないところでもある。「その頃盛んに言っていたのが、〝相愛互助〟という言葉。一日二十四時間、一ヶ月休みもなくやっても作業賃は、煙草を買ったらなくなってしまう、それぐらいのものでした。そのような状況ですから、〝相愛互助〟といった精神がなくてはバカらしくてやっていられません。『同病だから』と、それこそ皆、命を削ってやっていました。ここに入った当初は、『何が療養所か』と思いました。」

志村少年の療養所内の生活

もう一方で入所者が魂の渇きを癒やすために楽団に入って毎日三時間バイオリンを習い始めたり、さまざまな音楽を友にしたり、夜には熊本市内の映画館に自転車に乗って足繁く通ったことが懐かしく話されている。熊本市内の映画館や書店によく抜け出して出かけた話は亡くなられた溝口製次さんからもよく聞いていたので、当時の若者たちが監視の目を潜っては療養所の堀の外に抜け出していた様子が目に浮かぶところである。

終戦直前の混乱期のため勉強の機会に恵まれなかった志村さんに本を読み漁るきっかけを与えたのは、自治会の書記になったからとのこと。このままではいけない、そう自覚した志村少年が本を貪り続け哲人となるための糧を得ていった様子が語られている。自分の反骨精神を鍛錬した転機を、志村さんは「宮崎松記さんにお礼を言うべきでしょうか。やはり、あの昭和二十八年のハンストあたりではないでしょうか。私は二十歳ぐらいで、菊池支部も皆、若かったので、よく頑張りました」と回想している。

予防法闘争後の療養所の姿についての発言から伺えるのも、壁の外の私たちには知ることのできない貴重なものである。「組織の総力を挙げて闘った予防法闘争以降は、ここも随分自由になりました。例えば政党活動も積極的に外に行って参加できるようになりましたし、外からも入って来るようになりました。（略）その後『逃走』はあまりなかったと思います。退所基準に達していなくても家庭の事情でどうしても家に帰らなければならないという人たちは、自治会が園長と交渉して年一回園から医者を派遣して診察に行くなどの条件付きで『黙認逃走』という形ではありましたが、そういう人に対して保健所は何も言ってきませんでした。私は昭和二十三年にここに入りましたが、『監禁室に入れられた』という話も聞いていません。」

入所を断られかけた志村さんを同室に迎え入れてくれた増重文氏は、自治会長として志村さんに大きな影響を与えた師でもあった。その増さんは、「医療刑務支所の園内設置が計画された時、寒い中、患者係の所で上着一枚を着ただけで座り込み、『園長出て来い！

患者を待たせて出て来ないというのか、それでも人間か!」「もし(略)園内設置を強行するなら、私の脳天に杭を打て!」と叫んで。とうとう園長は、真夜中に寝床から出てきて『迷惑をかけました』と謝りました。腹を括ってやっていたそういう人たちには反発もありましたが、同時に信頼も集めていました。」という武勇伝を残す。

これまで部外者が作り出してきたステロタイプな園内の入所者像を覆す当時の療養所の生活であっても、他方で過酷な場所であったことも志村さんの中で血肉化した相愛互助精神として語られている。「昭和二十三年に入所してから具合が悪くなり数度の入院以外は殆ど働いてきました。身体に抵抗力がない状態で働くことで体調を崩したりケガをして悪化してしまう、そんな悪循環のくり返しでした。(略)元気な人は強制的に全員参加で、現在のものより大きなサイズの畳を若い人全員が、両手に一枚ずつ抱えて運ぶ作業で指を傷つけてしまい悪化して指を落としてしまう人も多くいました。それでも働かなくては僅かなお金すらなく、加えて身体の不自由な人や体力のない人、弱い人も働いているような状況に、私の性分上、黙っているわけにもいかなかったのです。」

また志村さんの反骨精神を鍛え上げた昭和二十八年頃とは、らい予防法闘争に引き続いて無らい県運動が起き、菊池事件、黒髪小学校事件とハンセン病に対する偏見・差別が容赦なく襲いかかって来た時期でもあった。その菊池事件は再審請求運動の中心を担った自治会の渉外部の役員として、恵楓園に隣接する刑務支所に収容されていたFさんに差し入れを届けていた志村さんに大きな衝撃を与えた。死刑が執行されたという電報をもって飛んできた弟さんから最初に知らされたのも、対応に走り回ったのも志村さんだった。「それから急いで刑務所に電話をしましたが、なかなか応答しません。電話に出ても『知りません』という対応だけでした。『そんなバカなことがあるか!こんな電文が来た。いつFさんをそこに連れて行ったのか!』と何度も訴えるのですが、一切回答はありませんでした。そこで、園長に代わって電話をしてもらって、私が娘さんの報告に行った翌朝早くに福岡刑務所に連れて行かれて、その日のうちに処刑されたことがわかったのです。」と語る言葉には、今も忘れることがないであろうその時の志村さんの思いが溢れている。

志村さんの社会復帰

昭和二十六年に、プロミンの治癒効果を受けて「社会的治癒」を条件として最初の社会復帰者が出たことを、志村さんはこう述べる。「先述しましたように『軽快退園』と言うのもおかしいのですが、宮崎園長は退所の条件として『社会的治癒』という、これまたおかしなことを言ったのです。（略）『小指が曲がっている。これでは社会復帰できない。これを見られたら、ハンセン病だということが社会の人はわかるだろう。まだ社会的治癒をしていない』と社会復帰することを認めませんでした。」

しかし社会復帰を念頭に置いていた志村さんは、いくつもの雑誌を購読しながら自営業でかつ身体的に重労働とならない仕事を探し、その一方で社会復帰をめざす仲間を募って社会復帰協議会を作り着々と社会復帰の準備をしていく。「今後一年間、毎月一回菌検査をしてマイナスを続けられたら、出ても良い」というお墨付きを得て、その一年の間に土地と鶏も購入し養鶏業を始める準備を整え、翌昭和三十八年に社会復帰を果たす。社会復帰者が同じように退所した後のことを考え準備を整えていたことは私も聞いたことがあったが、志村さんらしさは「私は軽快退所の証明をもらいませんでしたが、障害を隠すことは不可能なので、逆に絶対隠さずに『私は以前、菊池恵楓園にいました』と言って来ました。園を出て、殆ど症状がない人でも人目を気にしながら怯えながら暮らしている人もいます。幸いなことに私が選んだ農業畜産の分野は一国一城の主でしたから、そういう意味では気楽でした。社会復帰の前提として『普通の社会や企業では受け入れてもらえないのでは』ということも考えて養鶏を選択したのです。」というところに表れている。

社会復帰をした経験が自然とハンセン病だけなくさまざまな社会の理不尽さを理解する糧になったことを述懐したあとで、「大切なことは、嫌なことを含めていろんなことを言う人もいますが、そういう時に絶対に退いてはいけない。それが私の哲学です。」とさり気なく信条がつけ加えられるが、「色々なところに顔を出して、後先考えずに向かって行って主張していましたから、自然と『あそこのおやじに何か言ったら大ごとになるぞ』という評判が広がったようです。」と話すのも志村さんらしい逸話である。

しかし、志村さんの二十五年にわたる社会復帰生活は、平成二年養鶏の仕事の擦り傷から足の関節に菌が入り両足の切断という決断とともに終わることとなる。

国のハンセン病政策に片をつける！

再入所について、「私の弔い合戦」には尾羽うち枯らしたような言葉はひと言も出こない。むしろ、次の言葉に言い尽くされているであろう。

「園によっては、何事もないようにと無風状態のところもあったでしょうが、それでは死んでしまえば全て終わりとなるのです。それも一つの生き方でしょうし、私のように『よぉーし、生きているうちに、少なくとも母親が生きてるうちに何とか片をつけたい、つけよう』というのも、一つの生き方だと思います。私は、いわば葉隠れの末裔ですから。（略）割り切り方や死ぬまでの時間を活かす方法を考えながら生きているという、少し普通の人とは違っているのかもしれません。」

どこで語られたかは措くとして、私には、志村さんの話す語り口が「連帯を求めて孤立を恐れず、力及ばずして倒れることを辞さないが、力尽くさずして挫けることを拒否する」という言葉を思い起こさせる。本章の「私の弔い合戦」は、志村さんの息づかいの中に志村さんの潔さを見事に捉えているというのが、私の辿り着いた志村像である。

おわりに

本書は他に第二章「殯邑（もがりむら）」、第三章「人生後半の鋒鋩（ほうぼう）」、補章と、志村さん自身の文章が収められて続く。とくに第二章は、なまじの法律家を寄せ付けないほどの鋭利な刀で切るがごとき法律論が展開されているが、志村さんの哲人たる由縁を辿ることは本書を手にする皆さんに委ねたい。

ハンセン病市民学会規約

1．本会は、ハンセン病市民学会と称します。
2．本会は、ハンセン病に対する偏見や差別を解消し、ハンセン病問題における歴史の教訓を、 これからの社会のあり方へと引き継ぐことを目的とします。
3．本会は、前項の目的を達成するために、交流、検証、提言の３つを活動の柱にします。
(1) 交流活動　ハンセン病回復者だけではなく、ハンセン病問題に関心を持つ人たちが、同じ当事者としてそれぞれの立場で率直に意見を交換し、交流する場を設けます。
(2) 検証活動　ハンセン病問題の歴史の検証は緒についたばかりです。全国には埋もれている資料や隠された事実がまだまだたくさんあると思われます。それらを発掘し検証することで、ハンセン病問題の歴史が正しく認識されるように務めます。
(3) 提言活動　ハンセン病回復者の高齢化が進んでいく中で生じている入所施設の将来のあり方や、社会復帰した人がおかれている状況、また偏見や差別を解消していくための取り組みのあり方など、直面する様々な課題にみんなで智慧を出し合い、構想をまとめ、国や自治体及び社会に提言していきます。
4．本会は以下の事業を行います。
(1) 交流集会（年１回)。
(2) 機関誌、ニュース等の発行。
(3) 講演会や市民交流会などの活動。
(4) 分野別部会の設置と成果の公表。
(5) その他本会の目的を達成するために必要な事業。
5．本会は交流集会と同時に総会を開き、これを本会の最高機関とします。
6．本会の目的に賛同する人は誰でも会員になることができます。また、申し出によりいつでも退会することができます。会員は、個人会員（一般会員、維持会員、学生会員）および団体会員とし、それぞれ別に定める会費を払うものとします。総会における議決権は個人会員のみが平等に有します。会員は、本会の行う事業に参加し、機関誌等に投稿することができます。
7．会費の額は交流集会の総会で決定します。ただし、会費を３年以上滞納した会員は、自動的に会員資格を抹消されます。
8．本会は、次の委員をおきます。
(1) 共同代表　10名以内
(2) 運営委員　15名以内
(3) 事務局長　１名
(4) 事務局次長　２名
(5) 会計　１名
(6) 書記　１名
(7) 事務局員　若干名
(8) 会計監査　２名
9．委員の職務は次のとおりとします。
(1) 共同代表は、会を代表し、本会設立の趣旨に拠り、総合的視点を意識して、組織の運営に携わる。

(2) 運営委員は、本会設立の趣旨に拠り、ハンセン病問題に係る分野研究や地域活動など課題別視点を意識して、組織の運営に携わる。

(3) 事務局長は、13条で定める事務局を統括します。

(4) 事務局次長は、事務局長を補佐します。

(5) 会計監査は、本会の会計を監査します。

(6) 会計は、本会の会計を掌理します。

(7) 書記は、本会が運営上開催する諸会議を記録し、整理・管理します。

(8) 事務局員は、本会の事務を分担し執り行います。

(9) 会計監査は、本会の会計を監査します。

10. 委員の任期は2年とします。ただし、再任を妨げません。
選出方法については別途内規で定めます。

11. 共同代表の選出と運営委員の選出は、運営を円滑に行うため年度を隔てて実施するものとします。

12. 本会の組織や活動等に関する重要事項を協議し、総会提出の議案を検討するために、本会に組織委員会をおきます。組織委員会は、共同代表、運営委員、事務局長、事務局次長をもって構成します。また、組織委員会は、緊急事態への対応にもあたります。

13. 本会の日常業務を執行するために事務局をおきます。

14. 本会に必要に応じて部会をおくことができます。部会には部会長をおくことができます。

15. 本会の会計年度は、毎年4月1日から翌年3月31日までとします。

16. 本会の規約の変更は、総会の議を経なければなりません。

附則

1. 本規約は、2005年5月14日より施行します。
2. この改正は、2008年5月10日より施行します。
3. この改正は、2016年5月14日より施行します。

委員選出に関する内規

委員候補の提案は下記の方法によって定める。

1. 共同代表は、組織委員会が、学会の会員の中から、学会を代表するにふさわしい識見をもった者を選考して作成した候補者リストに基づいて、総会前に、会員の信任投票をおこない、投票者の過半数の信任を得た者を選任する。信任投票は、事務局が実施し、その結果を総会に報告する。

2. 運営委員は、あらかじめ期間を定めて公募した候補者リストの中から、ハンセン病問題に係る地域活動や学会の部会活動などの視点を考慮して共同代表が選出した候補者を、総会に提案し、総会の承認を得た者を選任する。
   2. 公募手続き、候補者リストの作成は、事務局が行う。
   3. 会員であれば、誰でも、公募に応じることができるものとする。

3. 事務局長、事務局次長、会計監査は、共同代表が総会に候補者を提案し、その承認を得て選任する。

ハンセン病市民学会ではみなさまの投稿をお待ちしています

ハンセン病市民学会は、交流・検証・提言を三つの柱として、幅広く活動していくことをめざしています。その一環として、毎年一回、年度末に年報を発行し、さまざまな活動の成果を反映させていきたいと考えています。開かれた学会として、さまざまな方からの投稿を募集しています。この年報を、研究発表の場として、また交流と議論の場として、大いに利用してください。

「投稿規定」は以下の通りです。

1、本紙に掲載される原稿は、論文、研究ノート、史料紹介、実践報告、書評・紹介、時評・通信とします。
2、原稿の枚数は、四〇〇字詰原稿用紙に換算して、論文五〇枚程度、研究ノート三〇枚程度、史料紹介五〇枚程度、実践報告二〇枚程度、書評・紹介五~二〇枚程度、時評・通信五~一〇枚程度とします（図表含む）。
3、投稿の締切は、毎年八月末とします。
4、手書きの場合は、縦書きで二〇〇字ないし四〇〇字詰の原稿用紙を使用してください。パソコンの場合は、A4判・四〇字×三〇行、縦書きでお願いします。なお、プリントアウトしたもの一部と、テキストファイル形式のCD-Rを同封してください。
5、投稿原稿は、締切後に審査委員会で審査のうえ採否を決定し、その結果を二カ月後に投稿者に連絡します。
6、審査委員会は、ハンセン病市民学会の組織委員・事務局員の一部、ならびに組織委員会で承認された者によって構成されます。
7、他誌への二重投稿はご遠慮ください。掲載原稿の転載は、原則として一年間は控えてください。また、転載にあたっては必ず会の承諾を得てください。
8、原稿料はお支払いできませんので、掲載誌複数部数の寄贈をもって原稿料に代えさせていただきます。
9、投稿された原稿は返却いたしません。

以上

原稿の送付先は以下の通りです。

〒五五二―〇〇〇一
大阪市港区波除四丁目一―三七　HRCビル三階
ハンセン病市民学会事務局　宛
なお、封筒の表に「原稿在中」と明記してください。

編集後記

▼二〇一九年に開催した交流集会ｉｎ八重山・宮古の報告をやっとお届けすることができました。大変遅くなり、申し訳ありませんでした。

（編集部）

▼二〇二一年秋から年報の編集担当になりました。仕事は大阪にありますハンセン病回復者支援センターで働いています。二〇一六年度からハンセン病市民学会の会計を担当させていただいています。

沖縄で二年続けての交流集会ということもあり、じっくり八重山と宮古における現状と課題を掘り下げることができたと思います。八重山と宮古でハンセン病回復者とその家族がハンセン病歴を語れない実態、差別の深刻さが浮き彫りになったと思います。また、米軍や自衛隊の基地問題と切り離しては考えられないこと、なぜ、沖縄に退所者や非入所者が多く暮らしているのかという歴史的な背景もこの年報をとおして知ることができると思います。ハンセン病家族訴訟の判決が出た二〇一九年六月二八日の直前に開催された交流集会でしたが、参加者の皆がその勝利を確信できた集会であったと思います。学習教材として、また歴史的資料としてぜひお読みください。

（加藤めぐみ）

▼年報編集チームが新しくなったのですが、手探りの状態が続いており、分科会報告の形態が分科会によって異なるなど、今後の改善の余地を残したままの発行になりました。皆さまからのご意見、ご感想をお待ちいたします。今後の年報発行に活かさせていただきたいと思います。

本号と、前号二年度にわたって沖縄での交流集会の内容をお伝えいたしました。この沖縄集会は当初一回の集会三日間の日程で検討に入りました。しかし、沖縄本島、宮古・八重山それぞれに固有のハンセン病問題を取り巻く歴史と現状があり、それを一回の集会で収めようとするのはとても無理があるという結論が、開催地の人たちの話し合いから導き出されました。それならば、一つの集会として二年の集会を考えていこうということになりこの度の開催にいたりました。共通テーマとして「みるく世向かてぃ」を掲げたのもそのためです。この二回の大会をとおして、開催地実行委員会共同委員長を務めてくださったのが、二〇二一年三月八日、六七歳で逝去された金城雅春さんでした。

金城雅春さんは、二〇一一の最初の沖縄での交流集会の時から、積極的に開催にご協力いただき、またこれまでの交流集会においてもたびたびパネリストとして登壇いただき、ハンセン病問題の全面解決に向けて、熱いメッセージを届けていただきました。感謝に堪えません。金城さんの果たされた役割を、金城さんを偲ぶ会において、琉球大学の森川恭剛さんが、愛楽園と私たちを結んでくれた、私たちに愛楽園との出会いを与えてくださったと表現されておられましたが、まさしくその言葉は私も実感するところです。

金城さんの志願に応えていける道を、これからも市民学会は歩んでいきたいと思います。

（くるべこう）

「ハンセン病市民学会年報」バックナンバーのご案内

年報2005　第１回交流集会記録
斎藤貴男「ハンセン病問題と現代社会を結んで考える」
シンポジウム「ハンセン病市民学会に期待するもの」　他

年報2006　第２回交流集会記録
小特集「胎児標本問題」
鎌田慧「ハンセン病とわたし」／徳田靖之「ハンセン病問題の現状と課題」　他

年報2007　第３回交流集会記録
宮坂道夫「重監房とは何だったのか」
黒坂愛衣・福岡安則
「子どもが差別を受けたことがいちばん悲しい」　他

年報2008　第４回交流集会記録
内田博文「今、なぜハンセン病問題基本法か」
小特集「ハンセン病問題基本法の成立」　他

年報2009　第５回交流集会記録
「入所者にとっての隔離の歴史」
シンポジウム　隔離の百年から共生の明日へ　他

年報2010　第６回交流集会記録
「島の生活を語る」
「隔離の島から生まれた当事者運動」　他

年報2011　第７回交流集会記録
「ハンセン病回復者のいま」
「いま、ぬけだそう！　手をつなぎ共に生きる社会へ」　他

年報2012　第８回交流集会記録
「語れない言葉と向き合うために　東日本大震災とハンセン病と」
「療養所でいのちの意味を考える」　他

年報2013　第９回交流集会記録
「戦前と戦後の無らい県運動を検証する」
「療養所で入所者の人権をどう守か」　他

年報2014　第10回交流集会記録
「重監房資料館の新設の意味を考える」
「納骨堂を残すことはなぜ大切なのか」　他

年報2015　第11回交流集会記録
「バトンをつなごう」
「いま初めて語る家族の思い」　他

年報2016　第12回交流集会記録
「全療協の闘い」
「ハンセン病療養所の現状と課題」　他

年報2017　第13回交流集会記録
「大島青松園の過去・現在・未来」
「隔離の歴史をのこし、つなぐ」　他

年報2018　第14回交流集会記録
「沖縄におけるハンセン病隔離政策の歴史とその特徴」
「ハンセン病問題と沖縄の基地問題」　他

＊いずれも定価1500円～1800円（税別）で頒布
＊お申し込み先　ハンセン病市民学会事務局
☎06-4394-7078

ハンセン病市民学会年報2019

みるく世《ゆ》向《ん》かてぃ　差別に屈しない

2023年 1 月31日　初版第 1 刷発行

編集・発行　ハンセン病市民学会
事務局
〒552-0001　大阪市港区波除4-1-37　HRC ビル 3 階
TEL 06-4394-7078　FAX 06-4394-7079
振替 00910-7-332397
ホームページ http://shimin-g-hp.jimdo.com

発売元　解放出版社
〒552-0001　大阪市港区波除4-1-37　HRC ビル 3 階
TEL 06-6581-8542　FAX 06-6581-8552
東京事務所　〒113-0033 東京都文京区本郷1-28-36 鳳明ビル102A
TEL 03-5213-4771　FAX 03-5213-4777
振替 00900-4-75417　ホームページ https://www.kaihou-s.com

印刷　(有)寶印刷工業所

ISBN978-4-7592-6811-9 NDC304　188P　21cm
落丁・乱丁はお取替えいたします。定価は表紙に表示しています。